大脳白質解剖入門

An Introduction of Fiber Dissection

Cadaver・Tractography・Illustration
で描く, 神経科学の温故知新

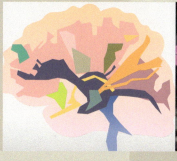
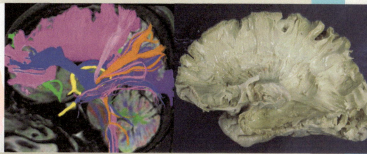

脳解剖がわかる　WEB動画　26本付き

編集

福島県立医科大学医学部
脳神経外科学講座准教授
藤井 正純

防衛医科大学校脳神経外科学講座教授
森 健太郎

MCメディカ出版

Foreword

It is a distinct pleasure and honor for me to write a foreword to the book prepared by Dr. Fujii and Dr. Mori. In their book, they explain how to perform fiber dissection for beginners in stepwise fashion. The textbook has 192 pages with more than 140 figures and photographs, as well as movies explaining the anatomy and method of the fiber dissection.

In addition to the method of the fiber dissection and basic surface anatomy and fibers of the human brain, they have explained and demonstrated topics as indicated below in the textbook.

- details of major fiber tracts described in present literature, and tractography images created by generalized q-sampling imaging (GQI), one of the most sophisticated methods to date.
- methods of tractography.
- history of the fiber dissection technique.
- awake surgery based on the white matter anatomy and neuropsychology for language function, as well as visual perception of space.
- anatomy & surgery for mediobasal temporal region.

I believe this unique book will be an invaluable resource to young Japanese neurosurgeons.

I congratulate Dr. Fujii and Dr. Mori for their great work on the fiber dissection technique.

Professor and Chairman of the Department of Neurosurgery
Istanbul Yeditepe University,
President of the WFNS XVI World Congress (2017),

Uğur Türe

序文

　白質解剖の感激は今でも忘れない．それまで断面でしか見ることのなかった脳解剖が，fiber dissection studyでは立体的な実物として目の前に立ち現れる．弓状束が，放線冠・脳梁の線維群が，自分の手元で明らかになる．視床から投射される大量の線維群，尾状核の美しい姿，醍醐味は尽きず，脳の解剖は時を忘れる．画像ではない，目の前の本物の脳の放つ輝きは，これまでに感じたことのない感動をもたらす．ちょうど今のように寒い2012年の冬の日であった．Uğur Türe先生がGazi Yaşargil先生とともにアーカンソー大学で開催されたハンズオンコースに参加した時のことである．この感動が忘れられず翌年も参加したが，日本でも自分たちの手で継承すべく，2015年に福島白質解剖セミナーを立ち上げて，以後毎年開催している．

　脳のマクロ解剖は16世紀の古から行われ，20世紀の前半にはその頂点を迎えたが，以後長い沈黙が訪れる．今世紀に入って，拡散系MRIによる白質線維の可視化・安静時fMRI解析など，神経科学の進歩によって「ネットワークとしての脳」が解明されつつある．ただし，こうした画像解析はすべて数学の産物である．白質解剖は実在を確認するための手段として再度脚光を浴びている．今や，新たな線維連絡が次々に発見され，既知の白質線維束の詳細解明，すなわち「再発見」が進んでおり，白質解剖は神経科学のまさに「温故知新」である．患者の真に豊かな人生を実現するためには，運動・感覚・聴覚・視覚など基本機能だけでなく，言語・空間認知などさまざまな認知機能・高次脳機能を守ることも重要であり，現代医学のfrontierの一つと言える．このためには，一次中枢だけでなく，連合野とこれらをつなぐ白質のさらなる解明が欠かせない．白質解剖は，さらに，研究のみならず脳解剖を理解するための教育としても，大きな役割を果たすことが期待される．脳に携わる臨床家・研究者・学生はすべからく経験してほしいと感じている．

　この場を借りて，本書を発案・牽引してくださった森健太郎先生，辛抱強くご協力をいただいたメディカ出版編集部の岡哲也さん，多大なるご助力とご理解を賜った福島県立医科大学解剖学講座の八木沼洋行先生に感謝を申し上げるとともに，献体いただいた方々に敬意と謝意を捧げたい．本書が，手にとるすべての人にとって役立つものになることを願ってやまない．

HIC GAUDENT MORTUI VIVENTES DOCERE
（ここでは，死者は喜んで生者を教える；福島県立医科大学解剖室より）

平成31年1月
福島県立医科大学医学部脳神経外科学講座

藤井　正純

序文

このたび，（株）メディカ出版のご尽力にて，『大脳白質解剖入門』が出版の運びとなった．

私は脳悪性腫瘍やてんかん外科は専門ではなく，脳血管障害の外科や頭蓋底外科などを専門としており，脳深部白質の解剖的知識は乏しかった．2012年に防衛医科大学校に赴任してから，解剖学の小林靖教授のご厚意で医局員を対象とした解剖実習を行う機会を得た．主に頭蓋底外科手術の練習が目的であったが，小林教授から「脳も勉強してください」と言われた．白質解剖にはKlingler法で処理した脳を用いること，脳神経外科領域では巨人Gazi Yaşargil教授とUğur Türe教授が研究をされており，大脳半球外側面からと内側面からの白質線維束の剖出方法を確立されていることを知った．実は日本には白質解剖の教科書がないことにも気が付き，実際の剖出方法が分からなかった．

そこで，2013年夏にYaşargil教授とTüre教授がともに在籍されているIstanbulのYeditepe大学にお邪魔して，白質解剖の基礎を教えていただいた（**写真**）．早速，厚かましくも防衛医大で白質解剖実習を始めたが，その都度説明と実演することが苦痛となり，あくまでも防衛医大脳神経外科研修医用に大脳白質解剖方法とビデオからなるテキストを作成した．これを参考にすれば初学者にも基本的な白質解剖である「Lateral approach」と「Medial approach」が可能となった．このことをメディカ出版の編集者にお話ししたところ興味をもっていただき，今回の教科書を作る運びとなった．

また，単に白質解剖だけでなく大脳白質解剖に必要な知識やtractography，さらには機能解剖に基づく脳神経外科手術をも包含することによって，より広く神経科学に携わる方々の勉強の助けとなる教科書となるように藤井正純先生のご尽力にて総合的な『大脳白質解剖入門』が完成した次第である．

この教科書が，神経科学を学ぶ先生方の大脳白質への興味を持たれることのきっかけになれば望外の喜びである．なお，Josef Klingler（1888-1963）がナチズムの嵐の吹き荒れる1930年代のヨーロッパで大脳解剖に励み，その功績の一部がPernkopfの『臨床応用局所解剖図譜』のある秘密に関連している可能性を最後に付記しておく．

平成31年1月，防衛医科大学校の寒い教授室にて
防衛医科大学校脳神経外科学講座

森 健太郎

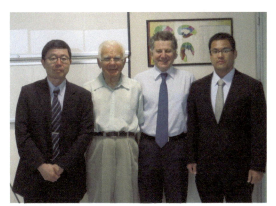

2013年夏，IstanbulのYeditepe大学にて．
左より，筆者，Yaşargil教授，Türe教授．

大脳白質解剖入門

An Introduction of Fiber Dissection

Cadaver・Tractography・Illustration
で描く，神経科学の温故知新

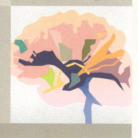

CONTENTS

Foreword iii

序　文 iv

編集・執筆者一覧 viii

WEB動画の視聴方法 ix

第1章
大脳白質解剖概論 2

第2章
大脳白質解剖の歴史と伝導路追跡法の発達 12

第3章
大脳白質解剖に必要な基礎知識 22

第4章
大脳白質のtractography 40

第5章
大脳白質解剖基本編

1. Klingler法にて前処理した脳標本を用いた
白質解剖の準備と基本手技 WEB動画 ……… 52
2. 脳表解剖（脳回・脳溝） WEB動画 ……… 59
3. 大脳半球外側面からの白質fiber dissection technique
―Lateral approach WEB動画 ……… 76
4. 大脳半球内側面からの白質fiber dissection technique
―Medial approach WEB動画 ……… 97

第6章
大脳白質解剖応用編 WEB動画 ……… 116

第7章
大脳の機能解剖に基づく手術

1. 言語のネットワークと覚醒下手術 ……… 126
2. 空間認知のネットワークと覚醒下手術 ……… 146
3. 側頭葉内側構造の解剖と手術 ……… 159

索 引 ……… 173

WEB動画 マークのついた項目に関連した動画を専用WEBページで視聴できます．

編集・執筆者一覧

■編集

藤井 正純 ふじい まさずみ　福島県立医科大学医学部脳神経外科学講座准教授

森 健太郎 もり けんたろう　防衛医科大学校脳神経外科学講座教授

■執筆者

第1章, 第3章, 第5章❷, 第6章, 第7章❶

藤井 正純 ふじい まさずみ　福島県立医科大学医学部脳神経外科学講座准教授

第2章

小林 靖 こばやし やすし　防衛医科大学校解剖学講座教授

第3章

BAKHIT, Mudathir バキット ムダシル　福島県立医科大学医学部脳神経外科学講座

第4章

下地 啓五 しもじ けいご　東京都健康長寿医療センター放射線診断科専門部長／順天堂大学医学部放射線医学教室

第4章

德丸 阿耶 とくまる あや　東京都健康長寿医療センター放射線診断科部長

第4章

青木 茂樹 あおき しげき　順天堂大学医学部放射線医学教室教授

第5章❶・❸・❹

森 健太郎 もり けんたろう　防衛医科大学校脳神経外科学講座教授

第6章

岩味 健一郎 いわみ けんいちろう　愛知医科大学脳神経外科学講師

第7章❷

中田 光俊 なかだ みつとし　金沢大学医薬保健研究域医学系脳・脊髄機能制御学教授

第7章❷

木下 雅史 きのした まさし　金沢大学医薬保健研究域医学系脳・脊髄機能制御学講師

第7章❷

中嶋 理帆 なかじま りほ　金沢大学医薬保健研究域保健学系リハビリテーション科学領域助教

第7章❸

前澤 聡 まえさわ さとし　名古屋大学脳とこころの研究センター・医学研究科脳神経外科特任准教授

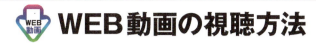

WEB動画の視聴方法

WEBページにて各項目に関連した動画を視聴できます。以下の手順でアクセスしてください。

■メディカID（旧メディカパスポート）未登録の場合

メディカ出版コンテンツサービスサイト「ログイン」ページにアクセスし、「初めての方」から会員登録（無料）を行った後、下記の手順にお進みください。

https://database.medica.co.jp/login/

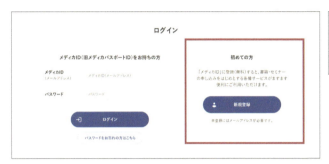

■メディカID（旧メディカパスポート）ご登録済の場合

①メディカ出版コンテンツサービスサイト「マイページ」にアクセスし、メディカIDでログイン後、下記のロック解除キーを入力し「送信」ボタンを押してください。

https://database.medica.co.jp/mypage/

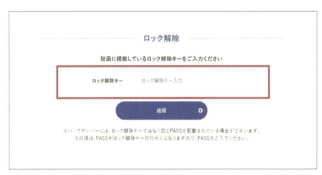

②送信すると、「ロックが解除されました」と表示が出ます。「動画」ボタンを押して、一覧表示へ移動してください。
③視聴したい動画のサムネイルを押して動画を再生してください。

銀色の部分を削ると，ロック解除キーが出てきます．

ロック解除キー　　　　　　　

＊WEBページのロック解除キーは本書発行日（最新のもの）より3年間有効です。有効期間終了後、本サービスは読者に通知なく休止もしくは終了する場合があります。
＊ロック解除キーおよびメディカID・パスワードの、第三者への譲渡、売買、承継、貸与、開示、漏洩にはご注意ください。
＊図書館での貸し出しの場合、閲覧に要するメディカID登録は、利用者個人が行ってください（貸し出し者による取得・配布は不可）。
＊PC（Windows / Macintosh）、スマートフォン・タブレット端末（iOS / Android）で閲覧いただけます。推奨環境の詳細につきましては、メディカ出版コンテンツサービスサイト「よくあるご質問」ページをご参照ください。

第1章
大脳白質解剖概論

第1章 大脳白質解剖概論

藤井 正純　ふじい まさずみ
福島県立医科大学医学部
脳神経外科学講座

はじめに

　Fiber dissection studyは，古くはルネッサンス期16世紀の欧州に始まった伝統的なマクロ解剖技術であるが，20世紀の半ばにLudwig（ルートヴィッヒ，1855-1918）とKlingler（クリングラー，1888-1963）によって集大成とも言えるアトラスが出版された頃，一つの頂点を迎えた．以後，人類の関心はマクロ解剖というよりは，さらに微小な組織の探求に向かった．しかし，21世紀に入り，50有余年の沈黙を経て，神経科学の進歩によって白質解剖・大脳のマクロ解剖学は再びスポットライトを浴びている．

　神経科学の進歩とは，すなわち，拡散テンソル画像・トラクトグラフィに代表される拡散系MRI画像による生体内の白質線維の可視化と機能的MRI（functional MRI：fMRI），特に安静時fMRIの登場であり，脳波（electroencephalography：EEG），皮質脳波（electrocorticography：ECoG），脳磁図（magnetoencephalography：MEG）など電気生理学の発展と相まって，脳内のネットワーク解析の進歩が目覚ましい．また，これらにとどまらず，高次脳機能を含む脳機能に関する障害学的な知見の集積，覚醒下手術や脳表硬膜下電極留置の際に脳組織を直接電気刺激して得られる所見の集積がある．

　こうした近年の神経科学の進歩により，これまでの脳という臓器に対する皮質中心の固定化した局在的脳機能観から，よりダイナミックに変化するネットワークの臓器としての脳機能観へと新たな展開がみられる．脳神経外科手術においても，これまでの比較的単純な，あるいは基本的な神経機能の温存を越えて，豊かな社会生活を営むうえで，言語を含む高次脳機能の温存の重要性が認識されるようになり，脳神経外科医にとって今後こうした白質解剖と脳機能に関する十分な知識が欠かせない．

　米国のHuman Connectome Project，欧州のHuman Brain Projectなど大規模な研究プロジェクトにみられるように，人類は今や脳内のネットワーク・神経回路の全容解明に向けて歩み始めている．その道のりは途方もなく遠いが，大脳のマクロ解剖は，そのための重要なステップである．現在新たな白質線維が次々と「発見」され，あるいは既存の白質線維の詳細が報告されており，その意味で白質解剖はまさに，第2のルネッサンス期を迎えていると言っても過言ではない．さらに，拡散系MRIにより描出された白質線維は，あくまでも一定のモデルに基づいて数学的に求められたものであり，これらの白質線維が実際に存在するのか，という本質的な問題を抱えている．白質のマクロ解剖を検証する方法論としても，死後脳

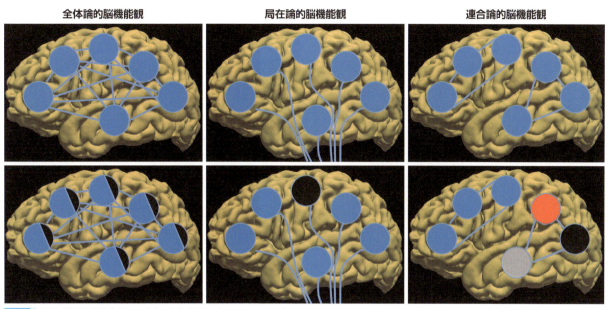

図1 脳と機能に関するモデル（模式図）（文献3を改変）
　上段に3種類の脳機能観を示し，下段にそれぞれのモデルにおいて一部の脳領域に損傷をきたした場合に生じる機能低下を示す．全体論では脳組織は全体として等価なネットワークで構成され，すべての機能を脳全体で処理すると考えるため，一部の脳領域の損傷は，その他の脳領域の応分の機能低下で説明される．局在論では，機能が脳の組織ごとに局在すると考えるため，一部の脳領域の損傷は，すなわち当該領域の機能の低下として説明される．前二者の中間形である連合論では，機能は複数の脳領域のサブネットワークで遂行されるため，一部の脳領域の損傷は，同部の機能喪失に加えてネットワークの接続しているその他の脳領域の機能の変容を伴うと説明される．

を用いたfiber dissection studyは，重要な役割を担う．

連合論的脳機能観（図1）

　「脳と機能」に関する考え方は，古来議論が続いてきた．古くは「すべての脳組織が等価に接続するネットワークとして機能発現に関与する」とした全体論（holistic view）に対して，「脳機能は特定の脳領域の働きにより発現する」とする局在論（localizationistic view）の対立があった．Paul Broca（ポール・ブローカ，1824-1880），Brodmann（ブロードマン，1868-1918），Penfield（ペンフィールド，1891-1976）ら多数の業績を経て，大脳皮質の詳細地図や運動・感覚，聴覚，視覚系の一次中枢が同定される一方，全体論に必要な脳領域の等価性・機能代償性についてこれを支持する証拠が挙がらず，脳の機能を全体論で説明できないことが明白となった．

　以後，特に臨床系医学の世界では，長く局在論的な見方に基づいた臨床・研究が行われてきた．しかし，より複雑な情報処理過程や高次脳機能に関して，局在論での対応が困難な部分が少なからずあること，近年の神経科学的知見の集積により，脳がネットワークとして機能を担っており，全体論と局在論の中間的な存在である連合論（associationistic view）が台頭するに至った．図1は，脳と機能に関する考え方を模式化したものである．

　全体論とは，すなわち大脳のすべての皮質領域

が相互に等価なネットワークで接続されているとする立場であり，あらゆる機能は全体で処理されているとする．これに基づけば，ある領域が損傷を受けた場合，ただちに特定の症状につながるのではなく，全体のネットワークの機能低下としてこの損傷を受け止める形になる．

これに対して，局在論は，すべての皮質には特定の機能が張り付いているとするため，ある領域が損傷を受けると，当該領域の症状が必ず出現することになる．現在までの神経科学的知見を総合すると，上記両極端の2つのモデルは，ともにそのままあてはまらないのは自明である．

連合論においては，脳の機能は，「脳内の複数の皮質領域が白質によってつながれた多くのサブネットワークが支える」と考える．したがって，ある領域の損傷は，当該領域の局在的な症状と，これに接続されているネットワークを介して複数領域の機能の変容が起こると考える．

Hodotopy

HodotopyないしhodotopicframeworkはM2005年にCatani（カターニ）らによって提唱された概念であり，脳と機能を捉える枠組みとして，局在論的なアプローチ（topological approach）とネットワークの接続の状態をみるアプローチ（hodological approach）の両面をあわせて考える．脳内の複数の領域からなるネットワークを想定し，

Column 1

エドウィン・スミス パピルス

今日では，脳が認知・行動の機能を担っていると考えるのが当たり前だが，歴史的には紀元前4世紀のアリストテレス以後ルネサンス期まで，長らく心臓に「心」があるとされる暗黒時代が続いた．ところが，彼より遡ることさらに千有余年，古代エジプト時代に驚くべき書物があった．Edwin Smith Papyrusと呼ばれる紀元前17世紀の古文書である．イムホテプという神官が著したとされる外傷の診断と治療に関するテキストブックで，本書には，驚くべきことに，脳・脊髄・髄膜・髄液など重要な解剖構造について既に記載がある．特筆すべきは，脳や脊髄損傷部位とその結果として生じる機能障害についても述べていることである．この本に登場する症例番号20番の患者は側頭部に外傷を受けて，創は骨を貫通していたが，この部の損傷で言葉を理解することも話すこともできない状態になるとある．今日的に考えれば，優位半球の側頭葉にはウェルニッケ野など言語に関する重要な構造があるので，失語症が生ずることは十分考えられることである．また，一説には，この患者の脳に触れると失語症状を誘発したとの記載もあり，この話が本当だとすれば，数千年前に皮質マッピングの先駆けともいえる観察がなされたことになる．残念ながら，この後，人類が19世紀に上記の言語野を発見するまで実に3500年以上もの期間を要することになる．古代エジプトの先見性に感嘆するとともに，患者一人一人をきちんと記載し先入観に支配されずに考えることが，如何に重要であるのか痛感させられる．医学・脳科学はまだまだ未来へと続くが，悠久の歴史のなかでわれわれの取り組みはどんなふうに語られるのであろうか．

(Minagar A, Ragheb J, Kelly RE: The Edwin Smith surgical papyrus: description and analysis of the earliest case of aphasia. J Med Biogr 11: 114-7, 2003)

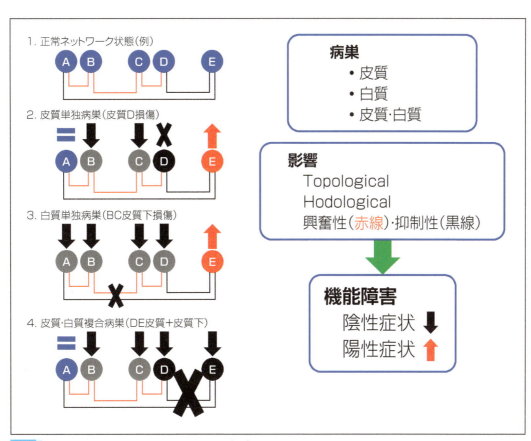

図2 Hodotopy（hodotopic framework）①
　Hodotopyないしhodotopic frameworkでは，複数の皮質領域がネットワークで結ばれ神経回路を形成する．病変としては，皮質単独，白質単独，皮質・白質複合の各病変が想定され，病変の影響にはtopological，すなわち局在的・局所的な影響と，hodological，すなわちネットワークの接続状態による遠隔的な影響がある．hodologicalな影響については，興奮性接続であるのか抑制性の接続であるのかによって，及ぼす影響が異なり，結果として生じる機能障害では陰性症状が出る場合と，陽性症状とがある．1ではA～Eの5つの皮質領域の正常状態を示す．A-BとC-Dはそれぞれ隣り合う皮質であり，この間はUファイバーで接続される．またB-CとD-Eはそれぞれ，短連合線維で結ばれ，A-Eは長連合線維で接続される．ここで，赤線は相互に興奮性接続，黒線は相互に抑制性としている．2では皮質Dの損傷の場合を図示している（X）．皮質Dの局所の機能低下のみならず，抑制接続しているEは脱抑制・すなわち過剰な興奮が，興奮性の接続でつながるB・Cは機能低下がみられる．Aは機能低下の影響と，興奮性の影響の両者が相殺される．3はB・C皮質下の白質損傷，4はD・Eの皮質と皮質下（白質）の両者の損傷を伴った場合を記述している．

　各領域の接続状態には，興奮性・抑制性の接続がある．したがって，単に特定の皮質領域だけが損傷を受けたとしても，その領域の担当する機能の低下だけでなく，接続されている領域の機能変容を考慮に入れる．興奮性の接続領域では皮質機能の低下が生じるし，抑制性接続領域では，逆に当該皮質機能の過剰が生じることになる**（図2）**．

　病変が皮質と白質の両者を巻き込むような場合には，当該皮質とこれに直接接続する皮質領域の機能変容にとどまらず，一般的には，深部の白質が接続している，より広範な皮質領域の機能変容につながる．

　このhodotopyという考え方が，果たしてマクロレベルの皮質間ネットワーク，すなわちわれわ

れが臨床上取り扱うことができるレベルでのネットワークに適応できるのか，十分立証されていないが，少なくともブローカ失語とブローカ野にかかわる示唆に富む事例がある．

ポール・ブローカは2例の「ブローカ失語」症例の剖検の結果，両者に共通して，「ブローカ野」すなわち下前頭回（inferior frontal gyrus）の弁蓋部（pars opercularis）と三角部（pars triangularis）に損傷が存在することを見出し，言語という認知機能が脳内の特定の領域に局在していることを力強く示し局在論を牽引するとともに，さらには，ブローカ野が運動性言語野として重要視されることになる．

ところが，今世紀に入ってDronkers（ドロンカー）らが，この歴史的な2例の剖検脳を，MRIを用いて再検討したところ，ブローカが記載した上記皮質領域だけでなく，上縦束（superior longitudinal fasciculus）を含む皮質下の広範な損傷を見出した．実際，今日の神経心理学の世界では，皮質領域としてのブローカ野の単独損傷では，ブローカ失語をきたさず，健忘失語など，より失語として軽い形に留まることはもはや常識となっており，ブローカ失語を呈したポール・ブローカの2例が，ブローカ野の皮質だけでなく，皮質下の白質の損傷を含む，より広範な障害を伴っていたことは，これを裏付ける結果となった．

「機能中枢」の幻想

ブローカ失語を例に，脳と機能の関係を考えてみる．ブローカ失語を生じた複数症例の検討を行うと，症例ごとに病変の広がりがそれぞれ若干異なる（図3）．局在論的なアプローチでは，「機能中枢」である言語野の同定を行うことになり，これらの症例に共通する損傷皮質領域を「機能中枢」すなわち「言語野」であると同定することになる．一方，連合論の立場では，言語はこれを支えるネットワークにより実現していると考えるため，症例ごとの病変の広がりが違っていたとしても，結局どの症例においてもこの機能にかかわるネットワークが損傷されたために，症状をきたしたと考えることができる．必ずしも特定の皮質領域に機能の中枢を想定する必要はない．ブローカ失語にかかわる言語の神経基盤は，当時ブローカらが考えたよりも広範な皮質領域が皮質下の白質とともにネットワークとして機能している．

運動・体性感覚・聴覚・視覚などにかかわる低次の情報処理は，局在が明確であり，個人差が少なく，個人内でも一生を通じて変化しにくい一方，言語を含む高次脳機能に関しては，特定の皮質領域としての「機能中枢」，すなわち，ある機能に関して，個体間で共通で，かつ個体内でも一生を通じて変化のない特定の領域については，もはや幻想であろう．

変化する脳

近年，hodotopy以外にもneural networkモデルを用いて情報科学的手法を用いて研究するconnectionism，脳内配線の全容すなわちconnectomeの解明を目指すconnectomicsなど連合論的な立場の研究分野が発展している．

全体論はネットワークを想定したという点で先見性のある見方であったと言えるが，700億とも1,000億とも言われるヒト大脳の神経細胞数に対して，1つのニューロンあたりのシナプス数が約

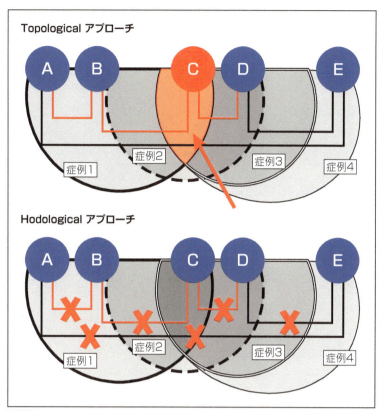

図3 Hodotopy (hodotopic framework) ②
　同じ症状（例えばブローカ失語）を持つ複数の症例（症例1-4）で，それぞれの症例の病変の広がりから脳と機能の関係を考えるアプローチには2つある．Topologicalなアプローチ，すなわち局在論を重視する考え方では，症例1-4の病変の共通領域，すなわち皮質領域Cに機能中枢がある（運動性言語中枢）と結論する．一方，hodologicalなアプローチ，すなわち複数の皮質領域からなるネットワークが機能を果たすとする立場では，これら症例1-4はいずれもこのネットワーク機能を障害するため，同様な症状が出ると考え，必ずしも皮質領域Cに機能中枢を想定しない．

1万であることを考えると，この数字だけからも，あるニューロンが残りすべてのニューロンと直接接続することはできず，脳全体で完全な意味で等価なネットワークを形成することは不可能であろう．現在主流を占める考え方はhodotopyやconnectionismに代表される連合論であり，そこでは，中枢神経系は，並列で走る複雑で多様なネットワークが統合的に働いて認知機能を担い，その情報処理過程は，経験や外界の刺激によりダイナミックに変化し冗長性・可塑性を持つとされる．

Connectionismに基づくconnectomeの基本原理として，以下の3つが重要である**（図4）**．
①単純な処理からより抽象的かつ統合的な情報処理過程へと，階層性の情報処理様式を持つ．
②またそのネットワークには重複を許しており冗長性を備える．
③シナプスを介した神経細胞と神経細胞の接続すなわちconnectomeは，reweighting（再加重），reconnection（再接続），rewiring（再配線），regeneration（再生）といった複数のメカニズ

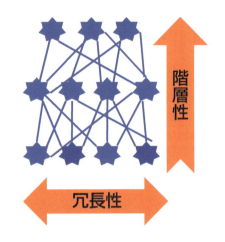

図4 Connectomeの基本原則
　神経細胞が作るネットワークは，階層性情報処理が行われる特徴がある．例えば視覚系であれば，線分など基本的な要素に反応する，より低次の神経細胞層から，顔の形態に反応する細胞層，さらには特定の人物に反応する細胞層まで，多数の層からなる情報基盤で情報処理される．さらに，そのネットワークの神経回路は冗長性を備えており，1つの神経細胞ないし一部の神経細胞が損傷を受けても瞬時に回路を切り替えられる（右）．またネットワークは可塑性を持っており，学習や経験により，reweighting，reconnection，rewiring，regenerationの各過程を経て神経回路をより環境に適したものへと適応させる．

ムを使って，外界からの刺激・経験・学習などによって接続様式をダイナミックに変化させる．

　Reweightingでは適切な刺激が繰り返されるなど特定の条件を満たすと，そのシナプスを介した接続が強化される．逆に適切な刺激が入らないシナプス接続は弱められる結果になる．神経細胞は，興奮性・抑制性両者多数のシナプスを持っており，複数入ってくる信号の総和が閾値を超えると発火し，この情報を次の神経細胞へ伝えることになるが，reweightingでは，強化されたシナプスの「信号点数」を高めることになり，興奮性であるにしろ，抑制性であるにしろ，大きな影響を持つことになる．逆に弱められたシナプスの点数は低くなる．Reconnectionでは，シナプスの生成・消滅を通じて，いったん切断された接続が再度接続する．Rewiringでは神経細胞からの突起を伸ばして新たな接続を形成し，この接続が適切な条件を満たせば生き残る．Regenerationは文字通り神経細胞が新生することであり，成人の脳においても生じることがわかっている．

　ヒトの脳のシナプス数は生涯でみると，脳部位によって異なるものの，胎生期から出生後に急速に増える時期を経て乳幼児期にピークを迎える**(図5)**．その後，幼児・思春期から成人期までに急速な減少の後，緩徐に減少が続く．シナプス数は神経細胞数の挙動とも概ね一致しているが，従来はこの点をもって，ともすれば，「生まれてこのかた神経細胞は減少するばかりで新生しない」，衰える一方の臓器という悲観的な側面が強調されることがあった．

　これに対して，Edelman（エデルマン，1929-2014）らが唱える神経ダーウィニズム仮説は新たな見方をしている．ヒトの脳では，まず無秩序に

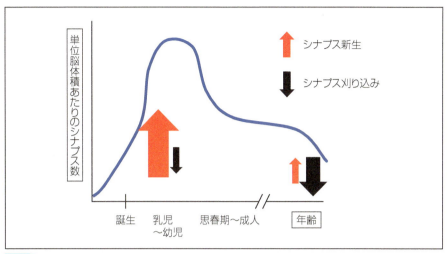

図5 シナプス数の経時的推移

単位体積あたりのシナプス数は胎児から爆発的な増加があり，数カ月から2年程度の乳幼児期まで続く．すなわち，脳内では神経細胞間のランダムな配線・接続が作られる．その後，減少に転じるが，これは学習・経験に伴って重要かつ使用頻度の高い接続が強化され，反対に使用されることのなかった接続を刈り込んで淘汰する．こうして，脳内の神経回路は環境に適応した効率の良いものへと磨かれるのである．シナプス数は新生数と減少数のバランスで決まっており，成人において減少傾向があるが，実際にはシナプスの新生は一生を通じて起こっている．

配線をどんどん行って非常に多くの接続を行っておいて，これを外界の刺激や経験，学習などによって繰り返し使われるコネクションを残し，使われない回線を淘汰していく．また，先に述べたように脳内では新たなシナプス・神経細胞が人生を通じて新生されており，シナプス数・神経細胞数は，あくまでも刈り込んで淘汰される数と新生する数のバランスによって決まるとする．

この文脈では，減少することこそが機能の獲得・成長にとって重要であり，すなわち，脳はどんどん削りこまれることで，より外界の環境に適応した効率の良いネットワークへと成長することができるのである．反面その過程で冗長性が失われることになる．さらに，人生を通じてネットワークを変化させることが可能であり，人生後半においても新たなことを学習したり，環境へ適応することができる．ただし，人生後半ではシナプスの新生能力が減少しているため，それまでに削りこまれ洗練された脳内ネットワークは冗長性を失っており，これを大幅に変えることは，おそらく難しいだろう．

医療とのかかわり

これまでみてきたように，脳をネットワークの臓器としてみれば，単に特定の皮質ないし皮質領域に機能中枢を考えるのではなく，複数の皮質および白質線維により構成される機能のネットワークの存在を前提に考える必要がある．また，大脳皮質と白質が構成するネットワークは，冗長性と可塑性をともに包含しており，部分的な損傷に対して極めて短時間に回路を切り替える能力と，low grade gliomaの浸潤など慢性の病変に対して比較的長期間に起こる可塑性があることが知られ

ている．

　脳神経外科医をはじめとした医療従事者にとって，皮質領域だけでなく，白質の解剖を熟知することは今後さらに重要となってくるだろう．さらに，出会った脳局在病変を持つ患者すべて—特に覚醒下手術症例を含む手術症例—それぞれに対して，解剖は無論のこと，脳機能，特に神経心理的な知識を持って丹念に予断を持たずにみていくこと，そのうえで，どう手術し，どう機能温存・回復をはかるか，最新の知見を生かすことが求められる．一方，脳機能と脳内ネットワークについては未解明の部分が大きく，脳神経外科医のこうした経験の積み重ねで得られる洞察は，おそらく神経科学に貢献できるはずである．

> ### Column 2
> #### 脳と宇宙
>
> 　脳は，すなわち宇宙そのものである．130億年前に誕生したという，この広大な宇宙に人は生きている．無数の銀河，恒星や惑星で構成されるこの宇宙，そして目の前に広がる世界は，それが真に実在するとしても—たぶん実在するのだろうが—，個々人にとって，それがいかに鮮明かつ実感が伴ったものであったとしても，実は，感覚器官を経て入力された個々人の脳内表象にすぎない．言い換えると，脳がその個々人の世界を映すがゆえに，「宇宙」すなわち過去を含めた個々人の世界の全体は脳内にあると言える．その意味で，脳神経外科の手術で眺めている脳とは，その個人の「宇宙」であり，脳神経外科医は，「宇宙」を外側から見ていることになるのである．
>
> 　一方，ヒトの大脳は約1,000億から数100億とも言われる神経細胞で構成され，一つの神経細胞あたり約1万のシナプスがあり，これが複雑かつ膨大なネットワークを形成している．おもしろいことに，われわれが住む天の川銀河の恒星数も数1,000億のオーダーであり，その意味で脳は星の数ほどの神経細胞から成ると表現できる．まさに脳は銀河に比肩する存在と言える．ヒトゲノムの情報量が本にして100万ページ分と称されるが，ヒトのコネクトーム（脳内ネットワーク配線の全容）はさらに100万倍以上の情報量と想定されており，まさに天文学的な数字と言える．

引用・参考文献

1) Dronkers NF, Plaisant O, Iba-Zizen MT, et al：Paul Broca's historic cases：high resolution MR imaging of the brains of Leborgne and Lelong. Brain 130（Pt 5）：1432-41, 2007
2) De Benedictis A, Duffau H：Brain hodotopy：from esoteric concept to practical surgical applications. Neurosurgery 68：1709-23, 2011
3) Catani M, ffytche DH：The rises and falls of disconnection syndromes. Brain 128（Pt 10）：2224-39, 2005
4) Catani M, Thiebaut de Schotten M：Atlas of Human Brain Connections, Oxford University Press, London, 2012
5) セバスチャン・スン著，青木 薫訳：コネクトーム：脳の配線はどのように「わたし」をつくり出すのか．草思社，東京，2015
6) Penzes P, Cahill ME, Jones KA, et al：Dendritic spine pathology in neuropsychiatric disorders. Nat Neurosci 14：285-93, 2011
7) Huttenlocher P, de Courten C, Garey LJ, et al：Synaptogenesis in human visual cortex--evidence for synapse elimination during normal development. Neurosci Lett 33：247-52, 1982

第2章
大脳白質解剖の歴史と伝導路追跡法の発達

第2章
大脳白質解剖の歴史と伝導路追跡法の発達

小林 靖 こばやし やすし
防衛医科大学校解剖学講座

はじめに

　白質線維束の追究は脳の研究史の早い段階から試みられ，その後の組織学的伝導路追跡へと受け継がれてきた．しかしながら，Flechsig（フレクシッヒ，1847-1929）が述べたように，神経線維1本1本が顕微鏡的観察の対象でありながら数10 cmといった肉眼レベルの距離を走行することが，白質線維の追跡を極めて困難なものにしている[1]．近年，組織学的手法がますます洗練されてきたにもかかわらず，Klingler法[2]に代表される線維束剖出が大脳髄質の線維束の走行を3次元的に理解するうえで極めて有意義である．それはFlechsigが述べたように，白質の理解にミクロとマクロをつなぐ視点が必要だからである．

　ここでは，Klingler法につながる白質解剖の歴史と，19世紀後半から始まる顕微鏡レベルでの伝導路追跡法の発展を概観することで，両者の長所と短所を捉えて総合的な伝導路理解の一助としたい．

肉眼レベルの白質解剖

　未固定の脳組織は極めて軟らかく脆いので，初期の脳解剖においては割面をつくって内部構造を観察することが主体で，いわゆる剖出作業は困難であった．組織を硬化させて保存しやすくする最も簡単な方法は煮ることで，アリストテレスも脳を煮て固定したという．17世紀に入り，Malpighi（マルピーギ，1628-1694）は煮沸した脳で大脳と小脳の線維を延髄まで追究した[3]．また，Steno（ステノ，1638-1686）は脳回を広げたり灰白質を白質から分離したりしたが，脳実質が極めて軟らかく繊細なため，破損せずに操作することは無理だと記述している[4]．

　組織の固定剤として最も早くから用いられたのはアルコールである．動脈輪で有名なWillis（ウィリス，1621-1675）も脳をアルコールで固定していたという[5]．彼は脳幹から小脳への線維のつながりや内包を図示している[6]**（図1A）**．島の記述で知られるReil（ライル，1759-1813）は脳の理解に線維束の追跡が不可欠だと強調している[4]．ただしアルコール固定は組織全体の脱水と同時に白質を強力に脱脂するため，白質が固くなって剖出が困難になることも認識しており，それを解決するため固定後か固定中に水酸化カリウムや炭酸カリウムを使用して脳を軟化させることを薦めている．今日の眼で見ても精密な線維束の剖出を行って美しい図を残したのはArnold（アーノルト，1803-1890）である．彼の図譜には脳梁の各部，脳弓や乳頭体視床路，大脳白質内の線維束の走行が詳細に記録されている**（図1B，C）**[7]．

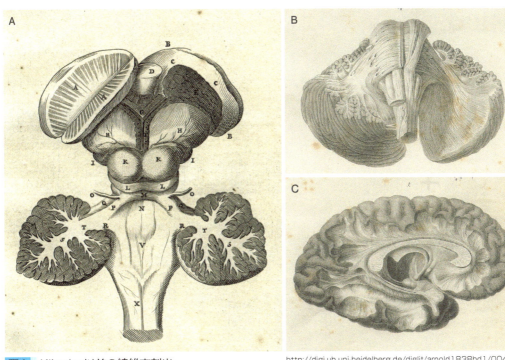

図1 Klingler以前の線維束剖出
A：Willisによる脳幹と小脳・大脳の連絡の剖出．
B：Arnoldによる横橋線維と中小脳脚の剖出．
C：Arnoldによる大脳内側面からの白質線維束の剖出．
（A：文献6，B・C：文献7より引用）

http://digi.ub.uni-heidelberg.de/diglit/arnold1838bd1/0048

　肉眼レベルでも顕微鏡レベルでも，組織の固定に最も有用で今日に至るまで多用されているのが，Blum（ブルム，1865-1959）によって導入されたホルムアルデヒドである[8]．Blumは最初ホルムアルデヒド水溶液を殺菌剤として報告したが，組織を硬化させること，アルコール固定よりも臓器の外観がよく保存されることに気づき，組織固定への応用を提案した．その後，ホルムアルデヒドの約37％の水溶液に安定剤として5～10％のメタノールを添加したものが，ホルマリンとして市販されるようになった．こうしてこれ以降，脳組織が安定して保存できるようになり，線維束の剖出も精密に行われるようになった．

　現在，白質解剖によく使用されているKlingler法は，こうした背景のもと，さらに灰白質と白質の分離，線維束の剖出を容易にするために編み出された．ホルマリン固定済みの脳を凍結することによって，水分の多い灰白質や白質線維束の間隙で氷の結晶が成長して灰白質を脆くし，線維束間を離開させるのがポイントである．凍結処理は以前から行われており，オリジナリティを主張するつもりはないとKlingler自身述べている[2]が，白質解剖への応用を推し進めて今日でも広く用いられるようになっているのは彼の功績である．

　Klingler法による剖出の詳細は他章に譲り，ここでは肉眼レベルで観察する際に念頭に置いておきたい顕微鏡レベルの伝導路所見について，現在までにどのような方法が開発されて，何を明らかにすることができるのか概説する．

Column

断面で推測できる線維の方向（図2）

　学生実習で代表的な脳の割面を観察させる際に白質・灰白質の区別は最も基本的事項であるが，初学者には意外に分かりにくいところがある．同じ白質でも断面の方向によって見え方が異なるからである．例えば内包は冠状断の割面できわめて明るく見えて周囲の灰白質とまったく異なる色調だが，水平断において，とりわけ後脚は暗く見えて隣接する視床との区別が難しい．

　内包のように線維の走行が揃っている線維束の場合，線維に沿った方向の割面と，線維を横断する方向の割面で反射率が大きく異なる．髄鞘の膜に垂直に近い角度に光が当たると多く反射され，浅い角度で光が当たると吸収されて反射が少ないようである．視放線の側脳室後角に沿う部分も，線維がまとまって同じ方向に走る．内包とは逆に，水平断できわめて明るく明瞭に見える線維束が冠状断ではあまり目立たず，むしろ脳梁線維の続きである壁板が明るく見える．

　ちなみに，大脳皮質直下の白質のように線維の走行が多様な部分はどんな方向に切っても同じように光を反射する．

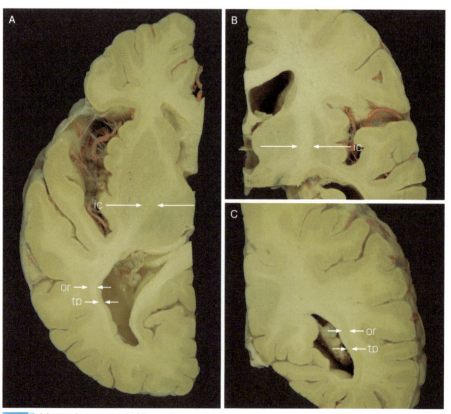

図2 割面の方向による線維束外観の変化
ヒトの大脳の水平断（A）と冠状断（B，C）．内包icは冠状断でより白く明瞭に観察される．側脳室後角に沿う壁板tpは冠状断で，それに隣接する視放線orは水平断でより白く見える．

組織学的伝導路追跡法

伝導路を構成する神経線維を顕微鏡レベルで観察すれば，肉眼よりはるかに詳細な追跡が可能となる．その手法は19世紀後半から現在までに大きく進歩した．

1. 髄鞘染色

有髄線維の髄鞘を染色すれば，線維のまとまった伝導路なら正常標本でも走行を知ることができる．明瞭で安定な染色性と長期保存性の点でWeigert（ヴァイゲルト）による髄鞘染色[9]が多く使用された．ただし，異なる伝導路が隣接していたり交錯していたりすると，目的の伝導路のみを追跡するのは困難である．そこで，血管障害や腫瘍によって局所的に組織が破壊された症例や，意図的に一部の組織を破壊する動物実験によって，ワーラー変性に陥った線維の脱髄を見ることが行われた．もっとも，後で述べる変性法ほど明確な解析はできなかった．

2. 髄鞘形成

有髄線維の髄鞘は発生，成長の過程で形成され，その時期は伝導路によって異なっている．進化の過程で早く出現した伝導路の多くは，個体発生の際にも早く出現して軸索径が大きく，髄鞘が早く形成される傾向にある．こうした伝導路は適切な発生・成長段階の標本を用いれば，他の伝導路と区別して追跡することが可能である．

本章冒頭で紹介したFlechsigはこの手法で後脊髄小脳路などを記載した[10]．彼はまた，大脳皮質下の髄質において一次感覚野や運動野は髄鞘形成が早く，それ以外の領域は遅いことを発見し，髄鞘形成の遅い領域を連合中心と命名した．これが今日でいう連合野である．

3. 変性法（図3A-D）

髄鞘染色では，髄鞘の薄い線維や散在性の線維の消失を検出することが困難である．ワーラー変性に陥った髄鞘や軸索を直接可視化できれば，その伝導路を明瞭に追跡することができる．

Marchi法

変性線維を積極的に染め出す方法として，Marchi（マルキ）が変性髄鞘をオスミウム酸で黒染する方法を開発した[11]（図4A，B）．今日神経解剖学の初歩で教えられる古典的な伝導路の多くがこの方法で発見された．日本の久留勝の業績も特筆される．久留は外科医として末期癌患者の疼痛を緩和するため脊髄視床路等の切断術を実施していた．患者の死後にMarchi法で脊髄や脳を解析することで，伝導路の走行を明らかにするのみならず，伝導路の切断によって減弱した感覚を生前に調べておくことで，その伝導路の伝える感覚種について貴重な所見を報告した[12]．

Nauta法

有髄線維束は終止部位に近づくと髄鞘を脱ぎ，分枝して多くのシナプスボタンを形成する．変性髄鞘を染めるMarchi法ではこの終末部位まで追跡することはできなかった．そこで変性軸索や変性終末を鍍銀する方法が開発された．なかでもNauta（ナウタ）法[13]は，変性軸索と変性髄鞘ならびに終末前分枝を鍍銀しながら正常線維の鍍銀を抑制でき，経路のみならず終始部位の特定が可能となった（図4C）．

逆行変性法

伝導路の起始細胞を同定する方法も開発された．軸索を損傷されたニューロンは細胞体が膨化して，ニッスル小体を失う（虎斑融解）．これを利用して損傷された部位を通る伝導路の起始細胞を同定

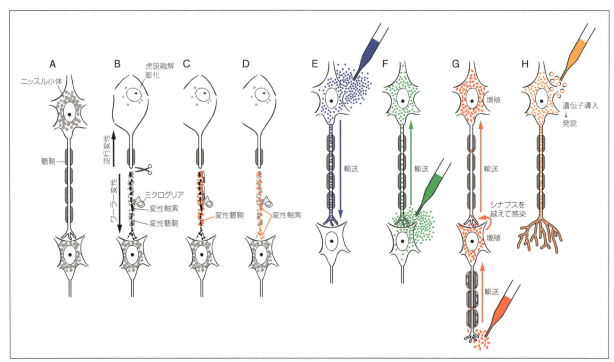

図3 さまざまな伝導路追跡法の概念
A：上段のニューロンが下段のニューロンに軸索を伸ばしてシナプスをつくっている模式図（E以降はニッスル小体を省略）．
B：軸索が切断されると細胞体が逆行変性を起こし，切断部より遠位の軸索はワーラー変性を起こす．
C：Marchi法では変性に陥った髄鞘を可視化する．
D：Nauta法などでは変性した軸索を可視化する．
E：順行性に輸送される標識物質を注入すると，注入部位のニューロンがこれを取り込み，軸索輸送によって軸索終末まで標識する．
F：逆行性に輸送される標識物質を注入すると，軸索終末がこれを取り込み細胞体まで輸送して標識する．
G：狂犬病ウイルスのような神経向性ウイルスを注入すると，ニューロンに取り込まれたウイルスが逆行性に輸送されて，細胞体で増殖し，この細胞にシナプスをつくっている別のニューロンに取り込まれ，さらに逆行性に輸送されて増殖する．
H：遺伝子導入による伝導路解析．ニューロンに特定のレポーターの遺伝子を導入すると，細胞体でレポーターが産生されて突起のすみずみまで標識することができる．

するものである．Walkerがこれを視床の大脳皮質投射細胞の解析に[14]，Brodal（ブローダル）が脳幹の小脳皮質投射細胞の解析に[15]利用して成果を挙げた．ただし逆行変性は幼若な動物で，しかもある程度大きなニューロンでないと識別しにくい．

4. 軸索輸送による追跡法（図3E-H）

標識物質注入

1970年代に入り，軸索輸送を利用した伝導路追跡法が大きく発展した．これは神経系のさまざまな部位に標識物質を注入し，それが細胞内に取り込まれて軸索輸送によって運ばれたのちに，顕微鏡切片にして可視化する方法である．標識物質の種類によって，細胞体から取り込まれて軸索終末に向かって順行性輸送されるもの，軸索終末や軸索の途中から取り込まれて細胞体に逆行性輸送されるものがあり，使い分けることで伝導路の起始，経路，終止の全貌を明らかにすることができる（**図5**）．ただし実験操作が必要なため，ヒトには使用できない．

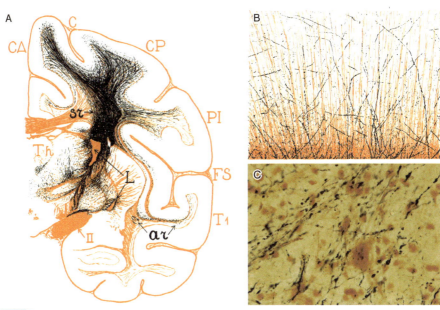

図4 変性法の染色像
A：Marchi法による伝導路追跡．サルの視床破壊（L）に伴う変性線維の分布を黒線で示す（C：中心溝，CA：中心前回，CP：中心後回，Th：視床）．
B：Marchi法による大脳皮質内の変性線維．
C：Nauta法による伝導路終止部位の解析．大脳皮質破壊後の視床における変性線維を示す．
（A・B：文献25より引用）

順行性輸送される物質には放射線アミノ酸（トリチウム標識されたロイシンとプロリンがよく用いられる）[16]，ビオチン化デキストランアミン（BDA）[17]，インゲンマメ凝集素（PHA-L）[18]などがある．逆行性輸送される物質には西洋ワサビペルオキシダーゼ（HRP）[19]，コムギ胚芽凝集素（WGA）[20]，蛍光色素（Fast Blue, True Blue, Diamidino yellow, Fluoro-Goldなど）[21, 22]，コレラ毒素Bサブユニット（CTB），BDAがある．細胞体，樹状突起，軸索およびその終末のほぼ正常な像が観察可能である．

ウイルス注入

取り込まれた標識物質はそのニューロンを可視化するが，シナプスを越えて次のニューロンに取り込まれることは一部の例外を除いてない．また，取り込まれた物質の量が少ないと淡くしか染まらない．そのため，少数のニューロンの投射を明らかにしようとして標識物質の注入量を減らすと，突起の隅々まで可視化できていない可能性がある．この点を解決するために神経向性ウイルスが利用される[23]．ウイルスがニューロン内部で増殖するので少量の注入でも感染ニューロンは明瞭に標識される．ウイルスの遺伝子操作によって，特定の細胞にしか感染しないようにしたり，シナプスを1個だけ越えて感染するようにしたりといった性質を与えることもできる．ただし，ウイルスや遺伝子組換えの危険度に応じたバイオセイフティレベルの施設が必要である．

Genetic Tracing

近年の遺伝子組換え技術によって，特定のニューロンにレポーター分子を発現させ，限定した伝導路のみを標識することが可能となった[24]．

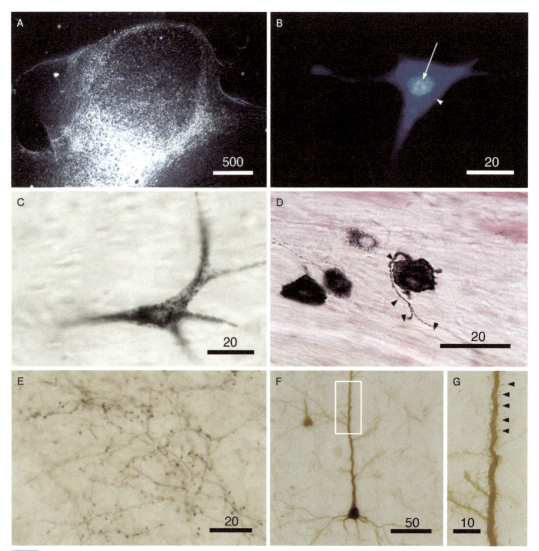

図5 軸索輸送による標識像

A：放射性アミノ酸による順行性標識．サルの大脳皮質に注入し，視床前核に分布する標識線維を暗視野撮影したもの．

B：蛍光色素による逆行性標識．ラットにおいてTrue BlueとDiamidino yellowを別の部位に注入して観察された脊髄Ⅶ層の二重標識細胞．True Blueは細胞質に青い蛍光（▷）を，Diamidino yellowは核に黄色い蛍光（→）を呈し，軸索側枝で異なる部位に投射していることがわかる．

C：WGA-HRPによる逆行性標識．ラットの視床に注入して標識された脊髄Ⅶ層の細胞．

D：植物由来のレクチン isolectin B4（レクチンは特定の糖鎖に結合するタンパク）による標識．ラットの顔面皮膚のヒゲの領域に注入して標識された三叉神経節細胞．細胞体から伸び出す軸索が細胞体近傍で二分して中枢と末梢に向かう（▶）．

E：BDAによる順行性標識．サルの大脳皮質に注入し，視床前核で見られた標識軸索．黒い顆粒状の標識は，通過性ボタンないし終末ボタンと考えられる．

F：CTBによる逆行性標識．大脳皮質に注入して対側の大脳皮質に見られた標識細胞．樹状突起と軸索が高いコントラストで可視化される．

G：CTBで標識された尖頂樹状突起（Fの白枠内）の拡大像．十分な量の標識物質が取り込まれると樹状突起棘（▶）まで詳細に観察できる．

スケールの単位は μm

遺伝子導入によってニューロン自体がレポーター分子を産生するために，十分な量の標識物質が細胞内を満たし，突起の全体像を捉えることが可能である．

おわりに

このように最近の伝導路追跡法は，特定の性質をもつニューロンに限定してその突起の全体を可視化する方向で開発が進んでいる．どのニューロンが別のどのニューロンの樹状突起や細胞体のどの部分に，シナプス結合とみられる接触を何個つくっているかまで解析することが可能になってきた．

伝導路はその起始，経路，終止が分かってはじめて構造の全貌を捉えることができる．肉眼的な線維束剖出で大局的な位置関係のイメージを捉えることと同時に，神経解剖学によるミクロの所見からその起始，終止の詳細を確認し，さらに機能に関する知見を精査することで線維束の総合的な理解が可能となるだろう．

引用・参考文献

1) Flechsig P: Anatomie des menschlichen Gehirns und Rückenmarks auf myelogenetischer Grundlage. Thieme, Leipzig, 1920
2) Klingler J: Erleichterung der makroskopischen Präparation des Gehirns durch den Gefrierprozess. Arch Neurol Psychiatr 36: 247-56, 1935
3) Schmahmann JD, Pandya DN: Cerebral white matter – historical evolution of facts and notions concerning the organization of the fiber pathways of the brain. J Hist Neurosci 16: 237-67, 2007
4) Clarke E, O'Malley CD: The human Brain and spinal cord. University of California Press, Berkeley, 1968
5) Brenner E: Human body preservation - old and new techniques. J Anat 224: 316-44, 2014
6) Willis T: Cerebri anatome, nervorumque descriptio et usus (1664). In Thomae Willis Med. Doct. Opera Omnia. Vol. 1, Henricum Wetstenium, Amsterdam, 1682
7) Arnold F: Tabulae Anatomicae. Vol. 1, 1838
8) Fox CH, Johnson FB, Whiting J, et al: Formaldehyde fixation. J Histochem Cytochem 33: 845-53, 1985
9) Weigert C: Ueber eine neue Untersuchungsmethode des Centralnervensystems. Centralbl med. Wiss 42: 753-57, 1882
10) Flechsig P: Die Leitungsbahnen im Gehirn und Rückenmark des Menschen auf Grund entwickelungsgeschichtlicher Untersuchungen. Engelmann, Leipzig, 1876
11) Marchi V, Algeri G: Sulle degenerazioni discendenti consecutive a lesioni sperimentali in deverse zone della corteccia cerebrale. Riv Sper Freniat 12: 208-52, 1886
12) 久留 勝：人体脊髄並に脳幹に於ける知覚伝導経路．医学綜報 2: 429-713, 1949
13) Nauta WJH, Gygax PA: Silver impregnation of degenerating axon terminals in the central nervous system: (1) Technics. (2) Chemical notes. Stain Tech 26: 5-11, 1951
14) Walker AE: The primate thalamus. Univ. of Chicago Press, Chicago, 1938
15) Brodal A: Experimentelle Untersuchungen über die olivo-cerebellare Lokalisation. Z. Neur 169: 1-153, 1940
16) Cowan WM, Gottlieb DI, Hendrickson AE, et al: The autoradiographic demonstration of axonal connections in the central nervous system. Brain Res 37: 21-51, 1972
17) Brandt HM, Apkarian AV: Biotin-dextran: a sensitive anterograde tracer for neuroanatomic studies in rat and monkey. J Neurosci Methods 45: 35-40, 1992
18) Gerfen CR, Sawchenko PE: An anterograde neuroanatomical tracing method that shows the detailed morphology of neurons, their axons and terminals: immunohistochemical localization of an axonally transported plant lectin, Phaseolus vulgaris leucoagglutinin (PHA-L). Brain Res 290: 219-38, 1984
19) Kristensson K, Olsson Y: Retrograde axonal transport of protein. Brain Res 29: 363-5, 1971
20) Trojanowski JQ, Gonatas JO, Gonatas NK: A light and electron microscopic study of the intraneuronal transport of horseradish peroxidase and wheat germ agglutinin-peroxidase conjugates in the rat visual system. J Neurocytol 10: 441-56, 1981
21) Kuypers HGJM, Huisman AM: Fluorescent neuronal tracers. Advances in Cellular Neurobiology 5: 307-40, 1984
22) Schmued LC, Fallon JH: Fluoro-Gold: a new fluorescent retrograde axonal tracer with numerous unique properties. Brain Res 377: 147-54, 1986
23) Kuypers HG, Ugolini G: Viruses as transneuronal tracers. Trends Neurosci 13: 71-5, 1990
24) Yoshihara Y, Mizuno T, Nakahira M, et al: A genetic approach to visualization of multisynaptic neural pathways using plant lectin transgene. Neuron 22: 33-41, 1999
25) Poliak S: The main afferent fiber systems of the cerebral cortex in primates. Univ California Press, Berkeley, 1932

第3章

大脳白質解剖に必要な基礎知識

第3章 大脳白質解剖に必要な基礎知識

藤井 正純 ふじい まさずみ
福島県立医科大学医学部
脳神経外科学講座

BAKHIT, Mudathir
バキット ムダシル
福島県立医科大学医学部
脳神経外科学講座

はじめに

　大脳白質は，その線維の走行・接続する領域によって以下のように大きく4種類に分けて呼称される．すなわち，①弓状線維（U-fiber）：隣り合う脳回どうしを，脳溝をまたいでつなぐ白質線維，②連合線維（association fiber）：同一の大脳半球内の領域を結ぶ白質線維，③交連線維（commissural fiber）：両側の大脳半球をつなぐ白質線維，④投射線維（projection fiber）：大脳から脳幹・小脳・脊髄をつなぐ白質線維である．ここでは，基本的かつ代表的な線維束について紹介・解説する（Column 1参照）．

上縦束／弓状束（図1）

　上縦束（superior longitudinal fasciculus：SLF）および弓状束（arcuate fasciculus：AF）は外側面からfiber dissectionを行うと，最も浅い領域に認められる長連合線維であり，前頭葉・頭頂葉・側頭葉をつなぐ．19世紀の古（いにしえ）よりSLFとAFは，同義語として扱われたり，AFがSLFを含む概念として用いられることがあり，現在までterminologyには若干の混乱が続いている．本書では，SLFとAFを独立した線維群として取り扱い，AFを，その名のとおり，「弓状」にカーブして走行し側頭葉−頭頂葉−前頭葉をつなぐ古典的ないし狭義の弓状束に限定して用いる（図1A）．

Column 1

　本章の図は，われわれが以下の方法で独自の解析を行ったものである．大脳皮質イメージは，Colin 27 Average Brain（Stereotaxic Registration Model, original 1998 version)[1]を用いて，Freesurfer image analysis suite[2]を使って再構成を行った．また，トラクトグラフィの作成はHuman Connectome Projectで公表されている1,021人のデータであるThe HCP 1021 template[3]を用い，DSI Studio上で，generalized q-sampling imaging法（GQI）を適用して行った[4]．本法はこれまで用いられてきたdiffusion tensor imaging（DTI）が持つ「交差線維の描出・皮質領域の終止に関する問題点」が改善されており，この意味で，現時点で最も進んだ解析方法の一つと考えられる[5]．各白質線維の解剖学的知見は，こうした解析手法の進歩や，白質線維の定義そのものの変化など，今後の研究の展開によって，修正・変化するものと考えられる．本書の記述をあくまでも現時点の知見の一つとして，今後の臨床・研究に役立てていただければ幸いである．

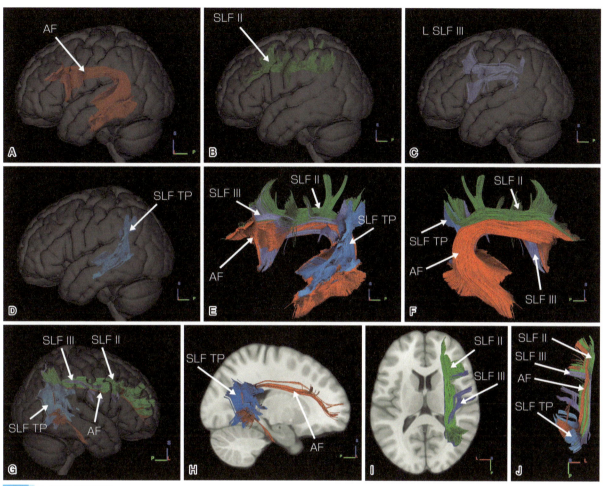

図1 上縦束/弓状束

A：左弓状束（arcuate fasciculus：AF），B：左上縦束II（superior longitudinal fasciculus II：SLF II），C：左上縦束III（SLF III），D：左上縦束TP（SLF TP），E：左SLF II，SLF III，SLF TP，AF（外側面側から見たところ），F：左SLF II，SLF III，SLF TP，AF（内側面側から見たところ），G：右SLF II，SLF III，SLF TP，AF（外側面から見たところ），H：右AF，SLF TP（矢状断面に重畳），I：右SLF II，SLF III（水平断に重畳），J：右SLF II，SLF III，SLF TP，AF（下方から見上げたところ）．

一方，SLFはAFのすぐ浅層すなわち外側を走行し，おおむね直線状に走行する線維群として呼称することとする．なお，SLFにはこれまでSLF I，SLF II，SLF IIIの各コンポーネントがあるとされてきた．ここでSLF Iについては，後に述べるように，"SLF"というより帯状束のシステムの一員と考えるほうがよいとの意見が近年提唱されている．

図1E（外側面から観察），**図1F**（内側面から観察）に示すように，SLF/AF complexは浅・深二層の線維群から成り，浅層はSLFの線維群で構成され，前後方向に走り前頭葉と下頭頂小葉を結ぶSLF II（**図1B**）およびSLF III（**図1C**），後方で頭頂葉と側頭葉とをつなぐSLF temporo-parietal（SLF TP）（**図1D**）から成り，深層は前頭葉・頭頂葉・側頭葉を弓状に走行しながらつなぐAFが走行する[6, 7]．SLF TPには，頭頂葉側の停止位置によって上頭頂小葉（SPL）に停止

するSLF TP-SPLと，下頭頂小葉（IPL）に停止するSLF TP-IPLとがある．

SLF/AF complexの命名に関して，Cataniらは本書の立場と異なり，AFを上記の狭義の「弓状束」に限定せず，一部SLFを含んだ概念として広義のAFとして呼称している[8]．すなわち，AF自体を，浅層を走るshort segment（= indirect pathway）と深層のlong segment（= direct pathway）との二層に分けて呼称する[3]．浅層は，2つのshort segmentが走行しており，ブローカ野（下前頭回）と下頭頂小葉（ゲシュウィンド野）をつなぐanterior segment，ゲシュウィンド野とウェルニッケ野（上側頭回）をつなぐposterior segmentの2つのサブコンポーネントに分ける．深層のlong segmentは中前頭回および下前頭回から下頭頂小葉皮質下を走行して中・下側頭回に至る，古典的なAFである．これらは，本書で採用している命名法に基づけば，anterior segmentがSLF IIIに相当し，posterior segmentがSLF TP-IPLに，long segmentが古典的な弓状束，すなわちAFに相当する（Column 2参照）．

Wangら[6]のhuman connectome projectのデータを用いた詳細な検討によれば，左SLF IIIは縁上回に起始し，中心前回下部および下前頭回の弁蓋部（pars opercularis）をつなぐ一方，同様に縁上回に起始するが，やや上方を走行するSLF IIに合流して中心前回中部および前頭回後部に至る分枝が存在するとされる**（図1C）**．なお，SLF IIIに関して明らかな左右差があり，右では左のような縁上回から上方へと分枝する成分を認めない他，前頭葉起始部が下前頭回の三角部（pars triangularis）に及ぶとしている．左SLF IIは角回および縁上回から起始し，中心前回中部，中前頭回後部などをつなぐ**（図1B）**．SLF IIについても左右差があり，右では縁上回起始がみられず原則的に角回より起始し，かつ前方の下前頭回では弁蓋部だけでなく三角部までつなぎ，より長い範囲をカバーするとしている**（図1G，I）**．**図1E，G**でみられるように，実際われわれの検証でもSLF II，IIIの左右差は明らかであり，左のSLF IIIは右に比べて明らかに多数の線維束から

Column 2

ブローカ中枢今昔

　ブローカ野は一般的に下前頭回弁蓋部・三角部にあるとされ，運動性言語中枢として有名である．この言語野は，フランスの外科医であるポール・ブローカによって同定されたが，今日ブローカ失語として知られる失語症患者の剖検結果を検討した結果，ブローカ野が言語中枢であると結論づけ，同時に脳機能局在論を確立する端緒となったと言われている．脳機能局在論における機能の「中枢」は，同一の症候を呈する複数症例の病巣を検討し，その共通たる領域をもって，その機能の「中枢」と考える．ブローカ野は，無論今日でも言語機能に関与する領域とされ，特に統語（文法）にかかわることが明らかになっているが，実は，皮質領域としてのブローカ野のみの損傷では，通常「ブローカ失語」を生じないことは，専門家の間で常識になっている．その意味で「ブローカ中枢」は幻想であることになる．ブローカ失語は，直下の弓状束など皮質下組織の損傷や中心前回中下部損傷を伴う，より広範な損傷で生じることがわかっている．

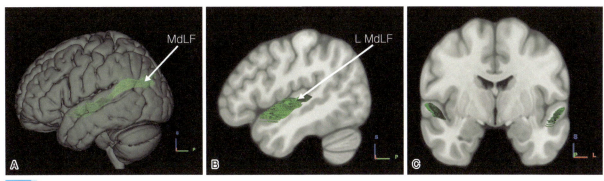

図2 中縦束
A：左中縦束（middle longitudinal fasciculus：MdLF），B：左MdLF前半部（矢状断面に重畳），C：両側MdLF前半部（冠状断面に重畳）．

成り，Wangらの報告どおり縁上回に起始して，やや上方へと走行する分枝が確かに存在している．右のSLF IIIは，これに比べるとやや貧弱である．反対に，右のSLF IIは左に比べて明らかに長く大きい．AFに関しても左右差が明らかであり，左は右に比べてよく発達している（図1A, H）．Cataniらの検討によれば[8]，AFの左右差のこの傾向は特に男性で顕著であるという．左AFは上側頭回後半部，中・下側頭回から，縁上回直下を通って中心前回・下前頭回後半をつないでおり，すぐ浅層をSLF IIIが走行する（図1A, E, F）．

一方，ヒトのSLF Iは大脳内側面の皮質下の帯状束の近傍を走行し，PrCuに起始し補足運動野など前頭葉内側面上半部に至るとされる．解剖学的な関係からは帯状束のシステムに関連づけるほうがよいかもしれない．こうした走行特性は，SLFが，大脳外側面から最も浅い領域を走行する長連合線維群としての位置付けを考えると，SLF IをSLFシステムに含めるべきか疑問が呈されている[6, 9]．なお，fiber dissection studyではSLF Iの同定は一般に困難である．また，上記SLF/AFのサブコンポーネントそれぞれについての機能の詳細については，今後の研究が待たれる．

機能面では，SLF Iは体幹および下肢運動の空間的運動制御や運動企画に関連したり，眼球運動，視覚による物体到達に関連すると考えられている．SLF IIはIPL後半およびips領域から上および中前頭回をつなぐ．左大脳半球において上肢の空間的運動制御にかかわり，右半球で注意，視空間制御，視覚的なworking memoryにかかわるとされる．優位半球において，SLF/AFシステムはHickokらの言語処理のdual streamモデルの背側経路の神経基盤とされ，主として言語の音韻性処理の側面を担うと推定されている．特に，優位半球のAFおよびSLF TPは，グリオーマ症例の術前後の比較検討の結果によれば，これを障害すると長期的な言語障害の出現に関連するとの報告があり[10]，その他の言語関連ネットワークに比べて代償されにくい可能性があり，注意が必要である．また，SLF，特にSLF IIは非優位半球においては空間認知にかかわるとされている．

中縦束（図2）

中縦束（middle longitudinal fasciculus：MdLF）は側頭葉前端，上側頭回内をこの脳回に沿って後

方は角回へ至る連合線維である[11, 12] (図2A-C). 図2Bに大脳矢状断面上の, 図2Cに大脳冠状断面の左中縦束を示す. 前方部分では, 中縦束は上側頭回内を前後方向に走行し, 皮質直下の浅い位置を走行する. これより後方では, SLF TPやAFをくぐるように深層を走行し, さらにsagittal stratum (後述) の上縁付近でその最外層を形成する. IFOF (後述) はMdLF同様にsagittal stratumの一部をなす線維でありMdLFと一部重なるが, IFOFは, これより若干深く, かつ下方に位置する. DTI研究では, MdLFは上側頭回前部から, 角回へと至ることが示されているが, fiber dissection研究では, 特に後方の終止に関して角回にとどまることなく, さらに後方の後頭葉上端付近 (parieto-occipital arcus) 付近にも至るとしている[12].

機能面では, 空間認知・言語にかかわる可能性が示唆されている. 優位半球の上側頭回は特にその後半部はウェルニッケ野として知られる領域であり, 言語機能と深い関連がある. 側頭葉上面のHeschl横回にある一次聴覚野で音声の受容に引き続いて, 上側頭回後半部を中心としたネットワークにより, 音声情報から言語音としての音韻情報への変換が行われると想定されている. すなわち, 「イヌ」という単語を聞きとった際に, 単なる「音」を言語としての符号である「イ」「ヌ」という音韻情報へと変換する. また, こうした音韻の一次的な保存・把持, すなわち言語性短期記憶にもかかわるとされている. こうした知見からは, 上側頭回内を前後方向に走行し頭頂葉と結ぶMdLFは, ウェルニッケ野を中心とした音声から音韻への情報処理過程を支える白質インフラの候補として有力である. ただし, low grade glioma症例の覚醒下手術中の電気刺激研究では, 優位半球MdLFの前方部分に関しては明らかな所見を認めておらず, 切除しても永続的失語症状をきたさないことが報告され[13], 同部は言語機能にかかわるとしても必要不可欠でないか, あるいは緩徐進行性の病変の存在による可塑性が十分働くことが示唆されている.

下縦束 (図3)

下縦束 (inferior longitudinal fasciculus: ILF) は, 後頭葉から側頭葉前部を結ぶ前後方向に走行する連合線維である (図3). 歴史的には, 19世紀前半にK. F. Burdachによってその存在が記述されたが, その後の研究ではこれを否定するものもあった. 一つの根拠は, サルのautoradiography研究で後頭葉から側頭葉前部を直接つなぐ線維は見出されず, むしろ, 後頭葉から側頭葉にかけて隣り合う脳回をつなぐU fiberが連なることで連絡することが示されたことである (indirect occipito-temporal projection).

しかしながら, その後, 電気生理学的な検討のなかで, ヒトの海馬傍回で光刺激に対して極めて

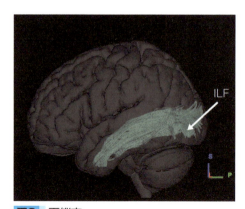

図3 下縦束
左下縦束 (inferior longitudinal fasciculus: ILF).

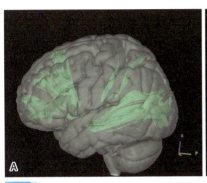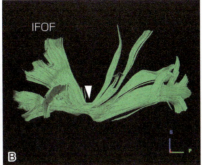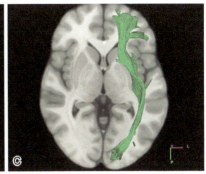

図4 下前頭後頭束
A：左下前頭後頭束（inferior fronto-occipital fasciculus：IFOF），B：Aに同じ．矢頭：峡部（isthmus），C：左IFOF（軸位断面に重畳）．

早期に反応する細胞の存在が明らかになり，上記の多シナプスによるindirect occipito-temporal projectionでは到底説明がつかないため，direct pathwayの存在が想定された．DTI時代の研究で，すでに当初の記載同様，後頭葉から側頭葉前端を直接つなぐ線維束が示されている．Cataniらの検討では，後方では後頭葉内側面（cuneus）・下面（紡錘状回・舌状回）・外側面に分枝を送る一方，鳥距溝の一次視覚皮質（線状皮質）には明らかな接続はないと報告している[14]（あくまでもDTI研究の結果であることに注意）．また，前方では側頭葉前部へ至り外側面では上・中・下側頭回に分枝を送り，内側面では海馬傍回・鉤に接続するとしている．近年，DTIの欠点を改善した研究がなされるようになり，ILFは，特に後頭葉側の終止の違いのパターンから，dorsolateral, ventrolateral, ventrolateralの3つのサブコンポーネントがあることが指摘されている[15]．また興味深いことに，これらのサブコンポーネントはいずれも左右差が明らかにあり，左が右に比べて太いことがわかっている．意味処理にかかわる左優位性を反映する可能性があると推定されている．なお，われわれのGQI手法を用いた解析では，ILFの線維群の一部が鳥距溝にも終始している所見（未発表）が得られており，先のDTI研究の結果が必ずしも正しくない可能性がある．

下縦束は側頭葉から後頭葉を結ぶ線維群であり，側頭葉内においてAFより深部を走行しsagittal stratumにおいて，その下半部を占める．上方にMdLFが走行するが，IFOFとの関係ではこれより外側を走行する．

1．機　能

ILFの機能そのものは明らかになっていないが，特に視覚性情報処理なかでも，いわゆる"What系"にかかわる可能性があり，物体の認知・顔面・表情の認知にかかわる可能性がある．さらに，視覚性記憶，視覚性情動処理にもかかわることが想定される．側頭葉内部での意味処理にもおそらく関連する可能性が高い．

下前頭後頭束（図4）

下前頭後頭束（inferior fronto-occipital fasciculus：IFOF）は，前頭葉から側頭葉を経由して頭頂葉・後頭葉とをつなぐlong associating fiberであり，ヒトの連合線維のなかで最も長い

とされている[8] (図4A-C). また霊長類でヒトのみにみられる．IFOFは前頭葉の広い領域から線維を集め，後下方へ走行，島回下で外包の一部を形成して，島限（limen insula）付近の下では，峡部（isthmus of IFOF）と呼ばれるような細くくびれた部分を通過（図4B, 矢頭）して側頭葉へ入り，側脳室下角前半部を乗り越えてsagittal stratumとして後頭葉へ向かう．この途中，頭頂葉，特に上頭頂小葉に向かう枝と，側頭葉下面（紡錘状回）へと向かう枝を出す．峡部では鈎状束（uncinate fasciculus）のすぐ後方を走行し（図7D, 後出），側脳室前角先端から約8mm後方にIFOF前縁があるとされる[16]．IFOFは浅層と深層が存在することが報告されており，前頭葉の起始について，浅層が下前頭回であるのに対し，深層はdorso-lateral prefrontal cortex（DLPFC）を含む中前頭回，lateral & basal orbitofrontal cortexである[16]．

機能的には，優位半球においてIFOF浅層は言語のdual streamモデルの腹側経路の神経基盤と推定され，言語の統語処理・文脈の理解など意味処理にかかわる可能性がある．また，IFOF深層はその走行位置から注意・ワーキングメモリ・言語にとどまらない意味処理など，高次脳機能処理にかかわることが推測されている．

上前頭後頭束 (図5)

上前頭後頭束（superior fronto-occipital fasciculus：SFOF）は，もともと，脳梁欠損症の患者の死後脳の解剖から見つかってきた前頭葉から後頭葉を結ぶ線維束で，その後Dejerineによって健常脳にも存在するとされた．その走行の特徴として，放線冠の内側を通り，尾状核頭部の上外側・脳梁の腹外側を走行して，前頭葉から後頭葉に至る線維束と記載された．サルにおいては，おおむねこの走行形式に従い前頭葉と頭頂葉をつなぐ線維束があり，トップダウンの視覚情報処理や空間認知にかかわることが示されている．DTI研究では，SFOFの存在を複数の報告で指摘されているが，上記のオリジナルのコンセプトを維持したものがなく，SFOFが存在するかどうかについて議論が続いている．

しかしながら，DTI自体が持つ，交差線維や急峻に曲がる線維の描出に関する欠点を改善したhigh-angular-resolution diffusion imaging（HARDI）を用いたトラクトグラフィ研究では，死後脳を用いた古典的白質解剖研究で提唱された走行に相当する線維束の描出に成功しており[17]，SFOF自体はヒトにおいても存在する可能性がある．実際われわれの検討でも，SFOFは明瞭に描出された (図5A-E). 主たる線維束は前頭葉内側面から起始 (図5C, F) し，放線冠の線維束の内側よりを走行して，側脳室のすぐ外側で尾状核頭部の外側・内包前脚に入り，尾状核と視床上面境界をつくるstria terminalisの部分でIFOF同様「峡部」と形容できるようにいったん集束し (図5D, E)，後方へ走行して，視床後方で今度は再び広く扇状に広がって上方へと走行，主として頭頂葉・側頭葉内側面に至る (図5C, G). 前頭葉起始部は先に述べたように，ほとんどが上前頭回・前頭葉内側面 (図5F, 矢頭) であるが，一部中前頭回の線維が含まれ (図5F, 矢印)，また同様に後頭・頭頂葉の終始についても，主として上頭頂小葉・楔前部・楔部 (図5G, 矢頭) であるが，一部は頭頂間溝のすぐ外側にも終始（図

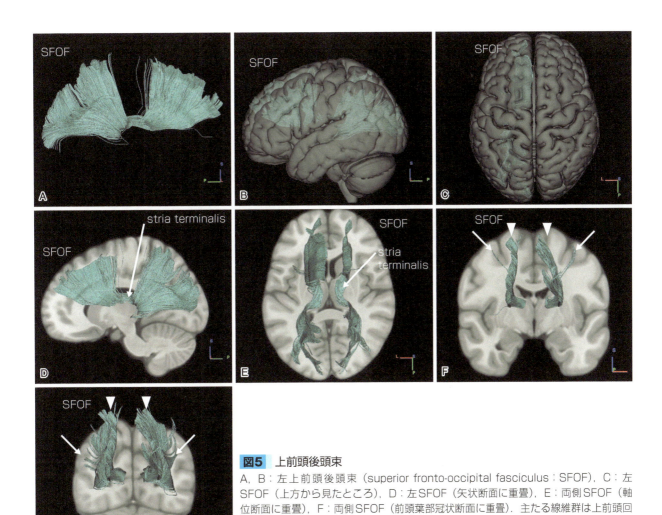

図5 上前頭後頭束

A, B：左上前頭後頭束（superior fronto-occipital fasciculus：SFOF），C：左SFOF（上方から見たところ），D：左SFOF（矢状断面に重畳），E：両側SFOF（軸位断面に重畳），F：両側SFOF（前頭葉部冠状断面に重畳）．主たる線維群は上前頭回に入る（矢頭）が，一部は中前頭回にも入力する（矢印），G：両側SFOF（頭頂葉部冠状断面に重畳）．主たる線維群は上頭頂小葉に入る（矢頭）が，一部は下頭頂小葉にも入力する（矢印）．

5G，矢印）する．ヒトにおける機能については，いまだ不明である．

前頭斜走路（図6）

前頭斜走路（frontal aslant tract：FAT）は，前頭葉内で補足運動野あるいは上側頭回と，下前頭回・中心前回下部とを結ぶ連合線維である（図6A-D）．前頭葉内を斜走することから "aslant" の名がある[18]．SLF/AFが前後方向に走って，同様に下前頭回・中心前回下部に入力するのと対照的に，FATはこれと直交するようなプレーンを走行する（図6C，D）．機能的には，優位半球の前頭葉の深部白質損傷に伴って，発話の開始障害や，復唱が保たれる運動性の失語症状，すなわち超皮質性運動失語の形をとる失語が生じることが知られており，この症状が補足運動野損傷時の症候と類似していることから，前頭葉内で内・外側面をつなぐ経路の存在が示唆されていた．本線維は，2012年にCataniらのDTI研究に基づいて

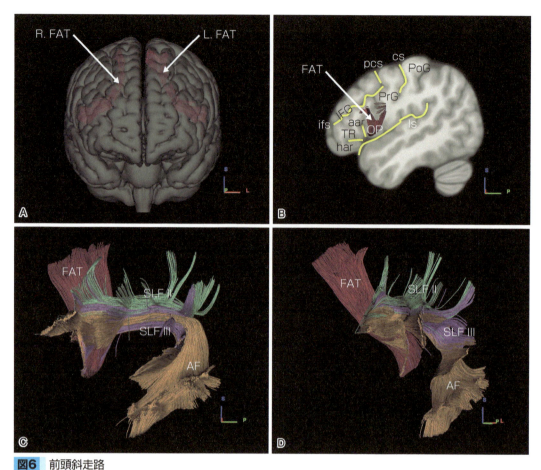

図6 前頭斜走路
A：両側前頭斜走路（frontal aslant tract：FAT）（前方より見たところ），B：左FAT（矢状断面に重畳）下前頭回後半部および中心前回下部に接続，C：左FAT, SLF II, SLF III, AF（外側から見たところ），D：Cで前方から見たところ．

命名された[18]．これによると，本線維は，左優位の線維であり，SMAproperおよびpreSMAから起始し，下前頭回の三角部・弁蓋部および中心前回下部に終止する**（図6B）**．ただし，上前頭回側の起始について，木下らはfiber dissection研究の結果を発表し，この線維が上前頭回側では，内側面すなわち補足運動野に直接接続することについては確認できなかったとしており[19]，この点，DTI研究とfiber dissection研究で意見が一致していない．機能面においては，覚醒下手術および術中MRIを用いた詳細な検討から，優位半球のFATの電気刺激に伴い発話停止・声量低下などの所見が認められており[20]，実際に本線維が言語機能にかかわることが示されている[21]．さらに，優位半球においては，FATが下前頭回後半部と中心前回へと流入する部分は，同時にSLF III, AFが主たる枝を送る部分でもあり，IFOFの前頭葉枝も走行する．同部は言語関連線維群のハブとも言える領域であり，特にこの領域では，皮質のみならず皮質下部分まで損傷すると，ブローカ失語につながるため，手術の際に注意を要する．

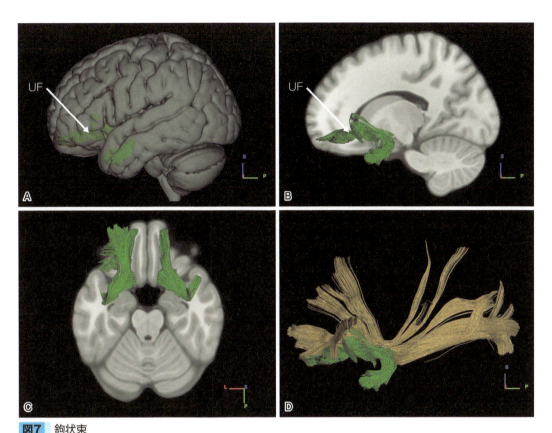

図7 鉤状束

A：左鉤状束（uncinate fasciculus：UF），B：左UF（矢状断面に重畳），C：両側UF（軸位断面に重畳），D：左UFとIFOF（外側面から見たところ）．

鉤状束（図7）

　鉤状束（uncinate fasciculus：UF）は側頭葉前部と前頭葉眼窩面・前頭極を結ぶ線維束で，limbic systemの一員である（図7A-D）．側頭葉前部では，側頭極・鉤・海馬傍回・扁桃体から起始し，limen insula直下でC字状にカーブして前頭葉へと向かう．ここで，2つの枝に分岐するが，1つは腹・外側枝であり，島回前部，外側前頭眼窩野に至り，もう1つは前・内側枝であり，帯状回・前頭極へと向かう．鉤状束はlimen insula直下でカーブするが，すぐ後方にIFOFがこれに沿う形で走行している（図7D）．近年発表された本線維束に関する詳細な検討によれば，UFは5つのサブコンポーネントに分けられ，上記に記載したような古典的な走行にとどまらず，前頭葉・側頭葉のかなり広い範囲に線維連絡があり，さまざまな機能にかかわることが想定されている[22]．

脳梁（図8）

　脳梁（corpus callosum：CC）は，左右の大脳半球をつなぐ交連線維であり，大脳の中では最大のものである（図8A-H）．脳梁の正中矢状面の形態によって，吻部（rostrum），膝部（genu），体部（body），峡部（isthmus），膨大部（splenium）

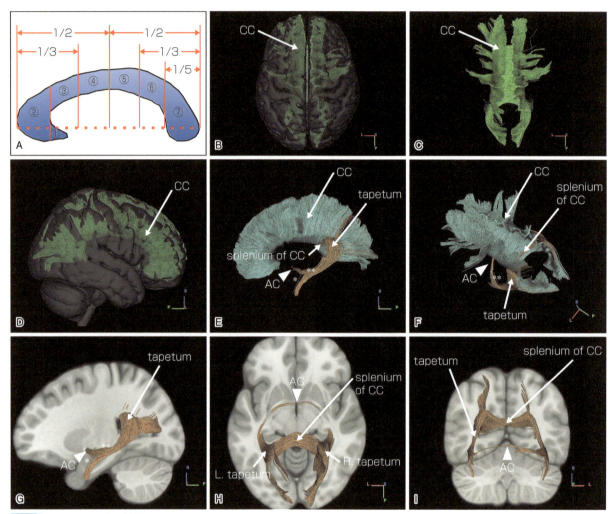

図8 脳梁と前交連の線維
A：脳梁（corpus callosum：CC）の矢状断面の模式図（Witelsonの7分法；向かって左が前方）．B：CCの交連線維（上方から見たところ）．C：Bに同じ．D：CCの交連線維（右外側から見たところ）．環シルビウス裂の皮質領域に接続する線維群の乏しい領域がみられることに注意．E：CCの交連線維．脳梁膨大部を通り側脳室三角部外側を走行する壁板（tapetum）を茶色で表示．*前交連前枝　**前交連後枝，F：Eで上から見たところ，G：左tapetum（矢状断面に重畳），H：両側tapetum（軸位断面に重畳），I：Hで冠状断面に重畳．

とそれぞれ呼称される．Fiber dissection studyでは脳梁の線維群について，従来から前部の小鉗子（forceps minor），中部の体部（body），後方の大鉗子（forceps major）に分けて，また両側の側脳室三角部外側を走行し側頭葉をつなぐ脳梁膨大部の一部の線維群は壁板（tapetum）と呼ばれる．anterior forcepsは，主として，前頭前野および前頭眼窩野を，bodyは前運動野・一次運動野・頭頂葉を，forceps majorは両側の後頭葉を連絡する．

さらに詳細な区分けとして，脳梁を前後に7つのセグメントに分ける方法が提唱されている（Witelson，1989）[8]（**図8A**）．1は吻部に相当，2が膝部，3，4，5が体部，6が峡部，7が膨大部

表1 脳梁の矢状断面における7領域がつなぐ皮質領域

領域	解剖名	対応皮質領域（tractographyによる）
1	吻部	前頭眼窩野・前頭極野
2	膝部	前頭前野・前運動野・前頭眼窩野・前頭極野
3	体部（吻）	前運動野・運動野
4	体部（前）	前運動野・運動野・体性感覚
5	体部（後）	体性感覚・頭頂葉・運動野
6	峡部	頭頂葉・体性感覚
7	膨大部	後頭葉・側頭葉後部・頭頂葉後部

とする．Aboitz（1992）[8]らの組織学的な検討では，これらの7つの領域がaxonの径の分布の特徴と一致しており，運動・感覚領域・側頭葉の聴覚関連領域・後頭葉の線維群は2μmを超える太い線維から成り髄鞘化が高度である一方，これ以外の線維群は，これらに比べて細いことを報告している**（表1）**．

DTIトラクトグラフィの欠点として，交差する線維があるとその先の線維が描出されないcrossing fiber effectがあるが，これを改良したspherical deconvolution tractography法による脳梁線維の検討は興味深い（Dell'Acqua，2010b）[8]．先のWitelsonの7分法に沿って，左右の大脳の対応領域が示されるとともに，領域によっては本方法によっても左右連絡が描出されない領域が明らかになった．これによれば，環シルビウス裂機能野である，下前頭回・中心前回および後回下部・上側頭回や，側頭葉前部，外側前頭眼窩野，一次視覚野はその他の領域に比べて明らかに脳梁線維の接続が乏しい**（図8D）**．環シルビウス裂機能野は優位半球において言語処理にかかわることは有名であるが，脳梁線維の接続が弱い領域は，言語に代表される高次脳機能の側性化と関連している可能性がある．すなわち，交連線維の入力の多寡・線維の径の大小など左右の半球間での情報処理基盤の環境が，特定の言語など高次脳機能が同一半球内で情報処理が優位に行われることにつながっているかもしれない．

側脳室三角部上衣下には，壁板（tapetum）と呼ばれる脳梁線維が走行しているが，これは脳梁膨大部の腹側部分を通る線維群で，両側の側頭葉をつなぐ**（図8E-I）**．

前交連（図9, 10）

前交連（anterior commissure：AC）は正中矢状面で第三脳室の前壁にみられる構造で，Talairachの脳地図での基準点となっており，脳神経外科医にとって馴染みが深い．前交連は両側の側頭葉をつなぐ交連線維である**（図8F-I）**．正中部付近では，円柱形の神経束として水平方向に走行し，淡蒼球を貫く．この部は薄い膜に覆われるとされ，Gratiolet's canalと呼ばれる[8]．その後，前枝と後枝の二手に分かれて側頭葉に分布する**（図8E-G）**．前枝は，鉤状束の線維に沿って走行し，両側の扁桃体・側頭葉前部をつなぐ一方，後枝**（図**

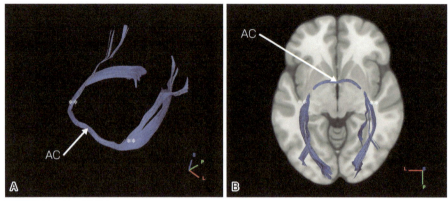

図9 前交連（後枝）
A：**両側前交連（anterior commissure：AC）後枝（左斜め上前方から見たところ）．
B：**両側前交連後枝（軸位断面に重畳）．

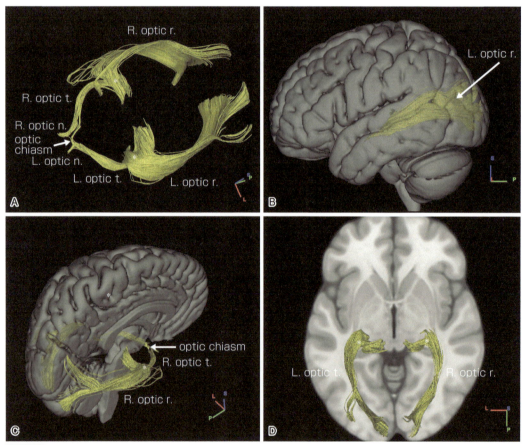

図10 視放線
A：両側視神経（optic nerve：optic n.），視交叉（optic chiasm），視索（optic tract：optic t.），視放線（optic radiation：optic r.）　*外側膝状体（左斜め上前方から見たところ），B：左optic r.（外側から見たところ），C：Aで右斜め後上方から見たところ，D：両側optic r.（水平断面に重畳）．

9A, B) は，ILF，視放線 (図10A-D)，IFOFなどとともにsagittal stratumを形成，側頭葉・後頭葉腹側をつなぐ．図9A, Bは前交連の後枝を中心とした線維群を示したものである．側頭葉内でsagittal stratumを構成して後頭極に至る．

Sagittal stratum (図11)

Sagittal stratumは側脳室三角部外側付近に主に前後方向に走る線維群の総称である．前交連後枝・視放線・視床放線・IFOF・ILF・MdLFなど多数の線維群から構成される (図11A-F)．

側脳室三角部上衣から順に，内側→外側へと線維群を見ていくと，まず脳梁膨大部の線維であるtapetumがあるが，これは腹・背側方向（すなわち上下方向）に走る線維であり，sagittal stratumはこれより外側の前後方向に走行する線維群を指す．前交連の後枝は側頭葉から後頭葉へと向かい，sagittal stratumとして再内側の線維であり，その外側に視放線が来る．視放線の線維群はおおむね視床放線 (thalamic peduncle) と同じ層を走る．次いで，その外側の層をIFOFが走行する．sagittal stratumの最外層を構成するのはILFとMdLFであり，ILFが下半部，MdLFは上縁を走行する．sagittal stratumよりも外側には，AFやvertical occipital fasciculusが走るが，これらはsagittal stratumとはそれぞれ異なる方向の線維群である．Sagittal stratumは，複数の重要な連合線維・交連線維群からなる領域であり，視覚情報・意味処理・音声言語および文字言語処理などさまざまな機能に関連すると推定されること，また，さらに浅層にはAFが走行し，優位半球においては特に言語の音韻的側面の処理にもかかわることから，特に脳神経外科手術の際には重要な領域と言える．

帯状束 (図12)

帯状束 (cingulum) は大脳半球内側面で，帯状回の中を通る連合線維である．前方では脳梁吻部の下方の梁下野に接続するとともに，前部帯状回部では脳梁膝部を取り巻くように帯状回の中を走行する．脳梁膨大部近傍では後部帯状回に至って再度カーブして引き続き海馬傍回へと入って，今度は前方に向かって走行する (図12A-E)．帯状束は前頭葉・頭頂葉・後頭葉・側頭葉に枝を送り，大脳半球内側面に豊富なコネクションを持つ．近年の安静時fMRIなどでみられるDefault Mode Network (DMN) は前部帯状回および後部帯状回に強いconnectivityを持つが，解剖学的には帯状束がこれを支える主たる神経基盤と想定される．DMNはおそらく内省，すなわち，外界に対する反応というよりは，これまでに体験から得られた記憶など内的な情報を処理する過程にかかわると考えられており，大東は，これが複数の層状構造を為す意識の「内向きの意識」の神経基盤ではないかと述べている．

近年，Wu YらがGQIの手法とfiber dissectionを用いた帯状束の詳細な検討結果を報告しており[9]，帯状束は5つのサブコンポーネントに分かれると提唱している (図12A)．すなわちCB-Iは，脳梁吻部下から起始して後部帯状回・楔前部付近にいたる線維束，CB-IIは，上前頭回内側面付近から後方へ走行して脳梁膨大部を取り巻くように走行する線維束，CB-IIIは最も大きな線維束であり，前部帯状回・前頭葉内側面から後部帯状回・楔前

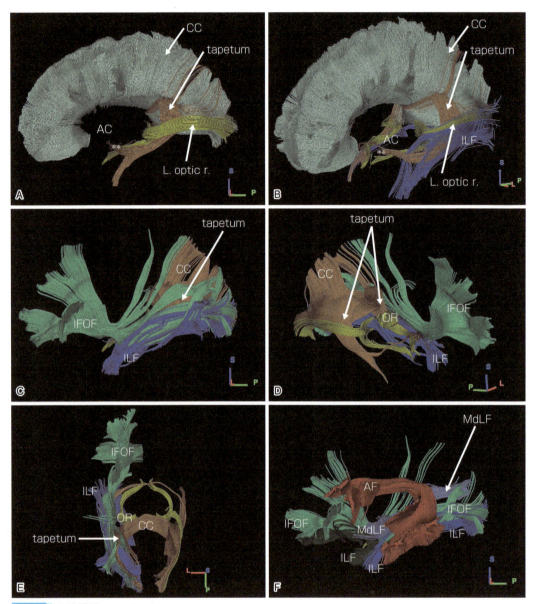

図11 交連線維・sagittal stratum

A：脳梁および前交連の交連線維群と視放線（optic r., 左外側から見たところ）はtapetumのすぐ外側を走行し，sagittal stratumの最内側の線維束を構成する．B：AでさらにILFを重畳．ILFはsagittal stratumを構成するが，optic r. より主として外側・下方を走行する（左外側前方から見たところ）．C：左tapetum, IFOF, ILF（外側から見たところ）．D：Cで，これを内側面，すなわち右前上方から見たところ．脳梁膨大部の線維群，視放線は両側とも描出．E：Dで，上方から見たところ．F：左大脳外側面の主な連合線維（外側から見たところ）．MdLF, IFOF, ILFはoptic r., ACの後枝とともにsagittal stratumを構成する．

部に至る線維束であり，先に述べたDMNとの関与が想定される線維，CB-IVは最も小さな線維束で帯状回のすぐ背側を走行して前頭葉内側面から楔前部・上頭頂小葉に至る線維束，CB-Vは，後部帯状回・楔前部，舌状回から海馬傍回内を前部までつなぐ線維束である．**図12A-C**はわれわれ

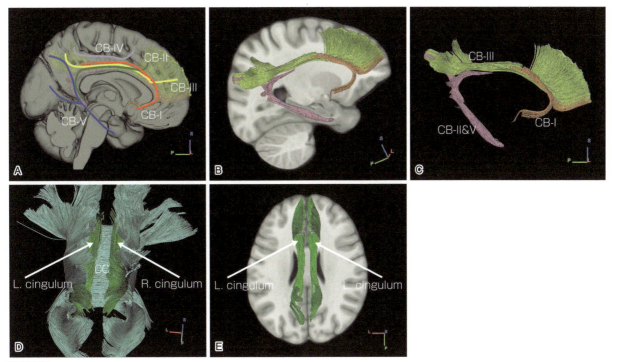

図12 帯状束
A：左帯状束（cingulum）（内側から見たところ）．Wu Yらの5つのサブコンポーネントを重畳表示．B：左cingulum（矢状断面に重畳），C：左cingulum（内側面から見たところ），D：両側cingulumと脳梁の線維群（上方から見たところ），E：両側cingulum（水平断面に重畳）．

がGQIを用いて行った検討結果に，模式的にWuらの提唱する5つのサブコンポーネントを重ね合わせたものである．Human Connectome Project（HCP1205）を用いたわれわれの検討でもCB-I, CB-II, CB-III, CB-Vの各コンポーネントに矛盾しない線維束がみられている**（図12C）**．

これらの結果からは，帯状束は，古典的には，脳梁吻部下から，帯状回内を走行して脳梁膝部を曲がり，脳梁膨大部を取り巻いて海馬傍回内を側頭葉先端付近までつなぐ線維として描かれてきたが，実際には，この経路の全長にわたって直接的につなぐ線維でない可能性が高い．また，CB-IVは前頭葉と頭頂葉を内側面側でつなぐ線維束であり，帯状束の主幹的経路のすぐ上方（背側）を走行するが，走行の位置・接続部位からは，本線維束は従来SLF Iとされてきた線維との異同弁別が困難と言える．WangらのSLFに関する詳細な検討でも，SLF Iは帯状束のサブシステムの一つとすべきとの意見が提唱されているが[6]，Wuらの検討結果でもこれを裏付ける結果を示しており，彼らはこれをSLF IとせずCB-IVとして，あくまでも帯状束のシステムに組み入れる立場をとっている．

引用・参考文献

1) Holmes CJ, Hoge R, Collins L, et al: Enhancement of MR images using registration for signal averaging. J Comput Assist Tomogr 22: 324-33, 1988
2) Freesurfer Software [computer program].
3) Human Connectome Project (HCP) dMRI template: (2017 Q4, 1200-subject release).
4) Yeh FC, Wedeen VJ, Tseng WY: Generalized q-sampling imaging. IEEE Trans Med Imaging 29: 1626-35, 2010
5) Fernandez-Miranda JC: Editorial: Beyond diffusion tensor imaging. J Neurosurg 118: 1363-5, 2013; discussion 1365-6
6) Wang X, Pathak S, Stefaneanu L, et al: Subcomponents and connectivity of the superior longitudinal fasciculus in the human brain. Brain Struct Funct 221: 2075-92, 2016
7) Kamali A, Sair HI, Radmanesh A, et al: Decoding the superior parietal lobule connections of the superior longitudinal fasciculus/arcuate fasciculus in the human brain. Neuroscience 277: 577-83, 2014
8) Catani M, Thiebaut de Schotten M: Atlas of Human Brain Connections. London: Oxford University Press, 2012
9) Wu Y, Sun D, Wang Y, et al: Segmentation of the Cingulum Bundle in the Human Brain: A New Perspective Based on DSI Tractography and Fiber Dissection Study. Front Neuroanat 10: 84, 2016
10) Caverzasi E, Hervey-Jumper SL, Jordan KM, et al: Identifying preoperative language tracts and predicting postoperative functional recovery using HARDI q-ball fiber tractography in patients with gliomas. J Neurosurg 125: 33-45, 2016
11) Makris N, Papadimitriou GM, Kaiser JR, et al: Delineation of the middle longitudinal fascicle in humans: a quantitative, in vivo, DT-MRI study. Cereb Cortex 19: 777-85, 2009
12) Maldonado IL, de Champfleur NM, Velut S, et al: Evidence of a middle longitudinal fasciculus in the human brain from fiber dissection. J Anat 223: 38-45, 2013
13) De Witt Hamer PC, Moritz-Gasser S, Gatignol P, et al: Is the human left middle longitudinal fascicle essential for language? A brain electrostimulation study. Hum Brain Mapp 32: 962-73, 2011
14) Catani M, Jones DK, Donato R, et al: Occipito-temporal connections in the human brain. Brain 126 (Pt 9): 2093-107, 2003
15) Panesar SS, Yeh FC, Jacquesson T, et al: A Quantitative Tractography Study Into the Connectivity, Segmentation and Laterality of the Human Inferior Longitudinal Fasciculus. Front Neuroanat 12: 47, 2018
16) Sarubbo S, De Benedictis A, Maldonado IL, et al: Frontal terminations for the inferior fronto-occipital fascicle: anatomical dissection, DTI study and functional considerations on a multi-component bundle. Brain Struct Funct 218: 21-37, 2013
17) Bao Y, Wang Y, Wang W, et al: The Superior Fronto-Occipital Fasciculus in the Human Brain Revealed by Diffusion Spectrum Imaging Tractography: An Anatomical Reality or a Methodological Artifact? Front Neuroanat 11: 119, 2017
18) Catani M, Dell'acqua F, Vergani F, et al: Short frontal lobe connections of the human brain. Cortex 48: 273-91, 2012
19) Kinoshita M, Shinohara H, Hori O, et al: Association fibers connecting the Broca center and the lateral superior frontal gyrus: a microsurgical and tractographic anatomy. J Neurosurg 116: 323-30, 2012
20) Fujii M, Maesawa S, Motomura K, et al: Intraoperative subcortical mapping of a language-associated deep frontal tract connecting the superior frontal gyrus to Broca's area in the dominant hemisphere of patients with glioma. J Neurosurg 122: 1390-6, 2015
21) Kinoshita M, de Champfleur NM, Deverdun J, et al: Role of fronto-striatal tract and frontal aslant tract in movement and speech: an axonal mapping study. Brain Struct Funct 220: 3399-412, 2015
22) Hau J, Sarubbo S, Houde JC, et al: Revisiting the human uncinate fasciculus, its subcomponents and asymmetries with stem-based tractography and microdissection validation. Brain Struct Funct 222: 1645-62, 2017

第4章 大脳白質のtractography

第4章 大脳白質のtractography

下地 啓五 しもじ けいご
東京都健康長寿医療センター放射線診断科
順天堂大学医学部放射線医学教室

德丸 阿耶 とくまる あや
東京都健康長寿医療センター放射線診断科

青木 茂樹 あおき しげき
順天堂大学医学部放射線医学教室

Tractographyの原理

　拡散テンソル像を撮像することで，非侵襲的に生体脳で水分子の拡散の偏りを解析することができる．脳脊髄液のような自由水が存在する部位では，水分子はすべての方向に対して同じ速度で拡散していると考えられる．このような拡散を等方性拡散（isotropic diffusion）と呼ぶ．しかし脳白質のように線維が存在する部位では，水分子はすべての方向に同じ速度で拡散運動は行われず，白質線維の走行に沿った方向に偏った拡散運動をすると考えられる．このような方向によって速度の異なる拡散を異方性拡散（anisotropic diffusion）と呼ぶ．

　異方性拡散は直感的にはラグビーボールのような長軸を持つ楕円形モデルとして仮定できる．白質内のボクセルが保持する拡散異方性のデータを用いることで，ボクセル内の神経線維方向を一義的に決定することが可能で，これらを連続してつなげることで神経路を描出することができる．このように一義的に決定されたデータから神経線維の走行を追跡する手法を，決定論的神経線維追跡法（deterministic fiber tracking）と呼ぶ．この手法で描画された神経線維走行路を，決定論的トラクトグラフィ（deterministic tractography）と呼ぶ．決定論的トラクトグラフィでは，1つの追跡開始点（seedと呼ばれる）からの追跡方向は一義的に決定されるので，初期条件が同じなら常に同じ神経線維走行路が描出される．

　しかしながら拡散異方性データは，ノイズ，部分容積現象，さまざまなアーチファクト，傾斜磁場の精度不足など多様な不確実性要素を擁しているため，ボクセル内の神経線維方向を一方向だけに限定するほど信頼性は高くない．この不確実性を逆手にとりボクセル内の神経線維方向を確率密度関数（probability density function：PDF）として定義し，多数の方向で神経線維追跡を繰り返す方法が確率論的神経線維追跡法（probabilistic fiber tracking tractography）である．この手法で描画された神経線維走行路を，確率論的トラクトグラフィ（probabilistic tractography）と呼ぶ．Probabilistic tractographyでは線維の追跡方向はあらかじめ決められた確率分布マップに従いランダムに決定されるため，線維方向の追跡結果はその都度ごとに異なる軌跡を描く．Probabilistic tractographyでは1つの追跡開始点（seed）から何度も追跡を繰り返し，通過回数で重み付けすることで神経線維が走行し得る経路の確率分布マップを得ることができる．Probabilistic tractographyでは拡散異方性データに含まれる不確実性要素を考慮しながら，さまざまな線維が描出される可能性を高め，確信度の高い神経線維走行路を得るこ

とができる.

拡散MRIデータからボクセルごとの指標を算出し画像を表示するソフトウェアには東京大学放射線科のdTV (diffusion TENSOR Visualizer)[1], Oxford大学のFSL[2], MGHのTrackVisなどがある.

Tractographyの問題点

MRIで測定されるボクセルの大きさは，現在利用可能な3テスラMRIを用いても1 mm^{3}程度で実際の神経線維の太さより遙かに大きく，1ボクセル内に多数の異なる方向をもつ神経線維束が含まれ得るのは明らかである．現在多く用いられているdeterministic tractographyでは，1つのボクセル内の水分子の拡散が1つのラグビーボールのような楕円体であると仮定するモデルを使用し，ボクセル内の神経線維の方向を一義的に決定することで神経線維追跡を行うので，線維群が互いに交叉（crossing），接吻（kissing），扇状（fanning）に走行するなど，1つのボクセル内で複数の異なる方向に走行する線維群の方向推定にはおのずと限界があり，正確な追跡が困難になることが知られている**（図1）**[3].

既述のとおり，probabilistic tractographyでは1つの追跡開始点（seed）から何度も追跡を繰り返し，通過回数で重み付けすることで神経線維が走行し得る経路の確率分布マップを得ることができるが，このときprobabilistic tractographyで得られるボクセルごとの通過回数は，多ければ多いほど走行する神経線維の絶対本数が多いことを示すのでなく，あくまで線維が通過する確率が高い（線維が当該部位を走行する確信度が高い）ことを示していることに注意を要する．

Deterministic tractography, probabilistic tractographyともに，線維が走行する方向性については解析できるが，トラクトグラフィで描出された軌跡はあくまで仮想的なもので，求心性経路か遠心性経路か，あるいは求心性連絡と遠心性連絡が混在しているかの区別は原理的に不可能であることに留意する必要がある．

Deterministic tractography, probabilistic

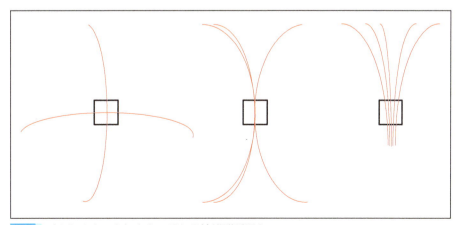

図1 ボクセル内で走行方向の異なる線維群が混在
線維群が1つのボクセル内で互いに交叉（crossing），接吻（kissing），扇状（fanning）に走行する．（文献3より改変して引用）

tractographyともに，トラクトグラフィ描画時にはseedと呼ばれる追跡開始点を設定する．Seedは関心領域（region of interest：ROI）として，しばしばフリーハンドで設定される．特に複数の症例を対象に検討する際には同一検者が複数回施行したり，異なる検者間で再現性があるか検討したりするなど，フリーハンドで設定されるseedから描出されるトラクトグラフィの再現性や客観性を保つ工夫が必要である．

最新のtractography

トラクトグラフィを用いた白質内の神経路を描出し定量計測するTSA（tract-specific analysis）は，拡散テンソル像を用いた定量解析手法の1つに位置づけられる．トラクトグラフィを用いたTSAが開発される前には，事前仮説に基づいて脳の拡散テンソル像の上に特定の関心領域を手動で設定し，直接，計測された値を読みとるROI法がほとんど唯一の解析手法であった．関心領域法は感度が非常に高く，計測部位の位置ずれが原理上生じえない長所を持つ反面，手動で関心領域を設定することから再現性や客観性が低いこと，事前仮説に基づき関心領域を設定することから特定部位の解析に偏ること，解析対象となる症例数が増えてくると時間と手間がかかること，の短所も併せ持っていた．

トラクトグラフィを用いるTSAは再現性や客観性が低い関心領域法に代わり提案された手法で，臨床研究に広く用いられてきた．TSAでは事前仮説に基づき，目的とする白質線維を対象にトラクトグラフィを描出し，描出されたトラクトグラフィを関心領域に設定して計測値を得る．TSAで得られる関心領域としてのトラクトグラフィは半自動的に決定されるので，関心領域法より再現性・客観性が高くなる．その反面，関心領域法と同様に事前仮説に基づきトラクトグラフィで描出する白質路を決定することから，特定部位の解析に偏ること，解析対象となる症例数が増えてくると時間と手間がかかること，が短所である．

事前仮説に基づいた関心領域法やTSAに代わり，事前に関心領域を設定せず全脳を一気に探索する全脳解析手法として，SPMを使用するVoxel based analysis，FSL（Functional MRI of the Brain Software Library）を使用するTBSS（Tract-Based Spatial Statistics）などが広く用いられている．全脳解析法では，解析対象となる個々人の脳画像を，標準脳と呼ばれるあらかじめ用意されたテンプレート画像に合わせこみ，標準脳に近い形に規格化，正規化された後に比較と検討がなされる．全脳解析では事前仮説が不要なまま探索的に全脳を対象に検討することが可能で，再現性や客観性が極めて高い長所がある反面，十分な精度が確保できないと容易に位置合わせ不良が生じるため，意図しない脳部位同士の比較が行われていないかどうか，常に注意が必要である．

さらに最近はグラフ理論を用いて脳全体を1つのネットワークと見なし，そのつながり方に着目し，ネットワーク全体の特性を定量的に評価する解析手法がさかんに提案されている．グラフ理論におけるネットワークの「平均経路長」とはネットワーク内の任意の2点間の最短距離の平均値で，ネットワーク全体の情報伝達の効率性の指標である．同じく「スモールワールド性」はネットワークの全体的な情報伝達の効率性の指標である．トラクトグラフィとグラフ理論の組み合わせは，こ

れまで脳の局所解析のみに限定的に適用されてきたトラクトグラフィが，全脳解析へ適用される道を開く新しいアプローチと位置づけられる．グラフ理論とトラクトグラフィを組み合わせて得られた定量値を用いた脳の正常な発達段階や老化，アルツハイマー病や統合失調症を含むさまざまな精神神経疾患での変化が内外から報告されつつあり，グラフ理論とトラクトグラフィを組み合わせた生体脳のネットワーク解析は，疾患の診断や治療のために信頼性が高い生物学的マーカーとなり得るかが注目されている．

基本的なtractographyの手技（例を用いて具体的な方法）

1. dTVを用いたdeterministic tractography

dTVは東京大学放射線科の増谷（現在の所属は広島市立大学）により開発された拡散テンソル像の解析ソフトで，CTやMRIなどのボリュームデータを多チャンネルで，さまざまな断面や投影像を表示するソフトであるVolume-Oneの機能拡張プラグインとして提供されている．Volume-OneとdTVはマウスなどで容易に操作可能なGUIソフトでWindowsで動作する．

2. ファイルフォーマットの変換

各社のMRI装置から出力される画像ファイルはほとんどがDICOM形式だが，Volume-Oneがデフォルトでサポートしている画像ファイルは拡張子が"hdr"と"img"のペアになるAnalyze形式である．そこでVolume-Oneで読み込む前に，画像ファイルをDICOM形式からAnalyze形式に変換する必要がある．DICOM形式からAnalyze形式への変換には，MRIcron（http://people.cas.sc.edu/rorden/mricron/index.html）に付属するdcm2niiなど各種フリーソフトを利用することが多い**(図2，3)**．DICOM形式からAnalyze形式に変換する際には，b値の一覧と傾斜磁場ベクトルの一覧もテキストファイルで同時出力される．

3. Deterministic tractographyの描画

最初に最も容易に描出可能と思われる，脳梁からのトラクトグラフィを描出する方法を示し，次いで日常臨床でも頻用される皮質脊髄路のトラクトグラフィを描出する方法を例示する．

dTVを用いた脳梁からのtractographyの描出方法

①Volume-Oneでカーソルを脳の正中に合わせる．

②dTVのseed画面をAxial viewからSagittal viewに変更する．一般に拡散テンソル像のカラーマップではX軸方向（人体では左右方向）に走行する神経線維は赤色（red），Y軸方向（人体では前後方向）に走行する神経線維は緑色（green），Z軸方向（人体では頭尾側方向）に走行する神経線維は青色（blue）で表示されることが多い．XYZ軸がそれぞれモニター上ではRGBに対応する．したがって左右の大脳半球を連絡する脳梁は，カラーマップ上では赤色に表示されている構造物として同定される．

③カラーマップにおいて赤く表示される脳梁に合わせて，フリーハンドでROIを設定する**(図4)**．

④Analyze and Displayボタンを押下することで設定されたROIを追跡開始点として，神経経路追跡処理が行われ，その結果は脳梁のトラクトグラフィとしてVoluemo-Oneであらゆる方向から3次元的に観察できる．

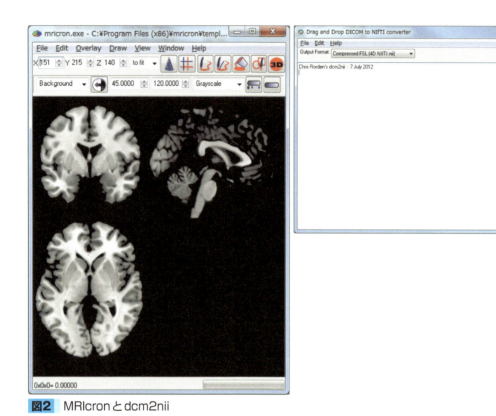

図2 MRIcronとdcm2nii

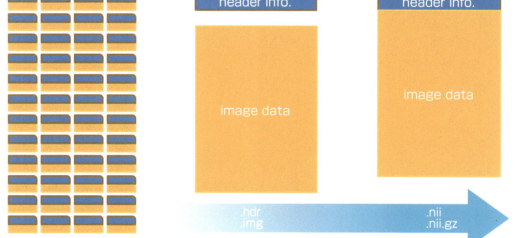

図3 Data Format

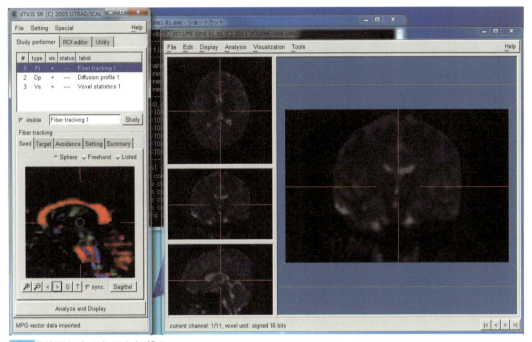

図4 脳梁からのトラクトグラフィ
Volume-Oneでカーソルを脳の正中に合わせ，Sagittal viewでカラーマップで赤く表示される脳梁に合わせてフリーハンドでROIを設定し，Analyze and Displayボタンを押下する．

dTVを用いた皮質脊髄路のtractographyの描出方法

①Volume-Oneでカーソルを大脳脚レベルに合わせる．

②dTVのseed画面はAxial viewのまま大脳脚を同定する．頭尾側方向に走行する皮質脊髄路はカラーマップ上では青色に表示される．

③大脳脚に合わせてフリーハンドでROIを設定する**(図5)**．

④Target ROIを指定するためTargetタブをクリックし選択する．

⑤Volume-Oneでカーソルを中心前回レベルに合わせる．

⑥フリーハンドで先の大脳脚と同側の中心前回を広く囲むようにROIを設定する**(図6)**．

⑦Analyze and Displayボタンを押下することでseedとして設定された大脳脚のROIを追跡開始点として，Targetとして設定された中心前回に連絡する神経経路追跡処理が行われ，その結果は皮質脊髄路のトラクトグラフィとしてVolueme-Oneであらゆる方向から3次元的に観察できる．

4．FSLを用いたprobabilistic tractography

FSLは英国Oxford大学により開発された脳画像解析ツール集（ソフト集）で**(図7)**，同大学のウェブサイト（https://fsl.fmrib.ox.ac.uk/fsl/fslwiki/FSL）で一般公開されている．学術用途であれば誰でも自由にダウンロードし，すべての機能を無料で使用できる．FSLはLinuxやmacOSには直接インストール可能で，Windowsでも VMware Workstation PlayerやOracle VM VirtualBoxなどの仮想マシン上で動作する．2000

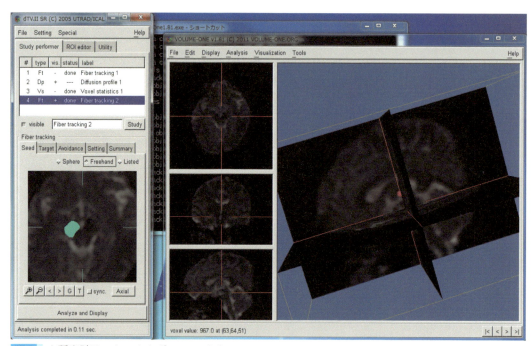

図5 皮質脊髄路のトラクトグラフィ（1）
Volume-Oneでカーソルを大脳脚レベルに合わせ，Axial viewのまま一側の大脳脚に合わせてフリーハンドでROIを設定する．

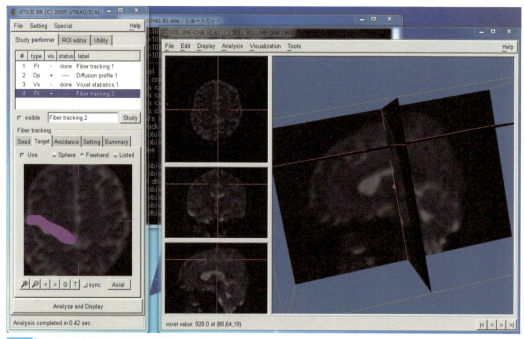

図6 皮質脊髄路のトラクトグラフィ（2）
Target ROIを指定するためTargetタブを選択し，Volume-Oneでカーソルを中心前回レベルに合わせて，フリーハンドで先の大脳脚と同側の中心前回を広く囲むようにROIを設定し，Analyze and Displayボタンを押下する．

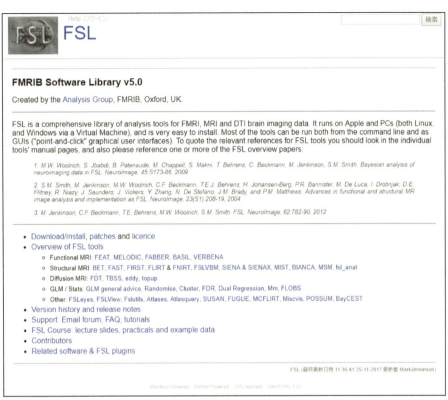

図7 FSLの配布ページ

年の公開時にはfunctional MRIに特化した脳画像解析ツールだったが，2006年に拡散テンソル像を用いて全脳を探索的に統計解析可能なTBSS，2007年に灰白質密度分析を行うFSLVBM，2012年にASL像からCBFを定量評価可能なBASIL（Bayesian Inference for Arterial Spin Labeling MRI）が追加されるなど開発と改良が続けられた結果，現在のFSLは約230の独立したコマンドラインツールで構成される包括的，総合的な脳画像解析ツール集になっている[2,3]．FSLに2004年から追加されたFDT（FMRIB's Diffusion Toolbox）を用いることで，probabilistic tractographyを含む拡散テンソル像解析を行うことができる．

5. ファイルフォーマットの変換

各社のMRI装置から出力される画像ファイルはほとんどがDICOM形式だが，FSLがデフォルトでサポートしている画像ファイルは拡張子が"nii"のNIFTI形式か，これをgzip圧縮し拡張子が"nii.gz"となったNIFTI_GZ形式のいずれかである．そこでFSLで脳画像解析する前に，画像ファイルをDICOM形式からNIFTI形式またはNIFTI_GZ形式に変換する必要がある．DICOM形式からNIFTI形式への変換には，MRIcronに付属するdcm2niiやMRIConvertなど各種フリーソフトを利用することが多い（**図2，3**）．DICOM形式からNIFTI形式またはNIFTI_GZ形式に変換する際には，b値の一覧と傾斜磁場ベクトルの一覧もテキストファイルで同時出力される．

6. マスクの作成

マスキングとは画像処理で，作業の対象にした

くない範囲を保護するために覆うことを指す．マスキングのために用意される画像をマスクと呼ぶ．マスクを使うことで作業範囲を正確に指定可能になる．マスクはFSLに含まれるbetで作成できる．betはBrain Extraction Toolの略で，本来は脳実質外の組織を取り去る「皮むき」ソフトだが，オプションを追加指定することで脳画像のマスクも作成できる**（図8）**．

7. Probabilistic tractographyに必要な拡散パラメータの計算

Probabilistic tractographyに必要な拡散パラメータは，FDTに含まれているBEDPOSTXまたはbedpostxで計算する．NIFTI形式またはNIFTI_GZ形式で拡散テンソル像とマスク像，テキストファイルでb値一覧と傾斜磁場ベクトル一覧を用意し，脳内のすべてのボクセルを対象にprobabilistic tractographyに必要な拡散パラメータを計算する．拡散テンソル像，マスク像，b値一覧，傾斜磁場ベクトル一覧のファイル群は，症例ごとに1つのフォルダ内にまとめて配置しておく．BEDPOSTは，Bayesian Estimation of Diffusion Parameters Obtained using Sampling Techniquesの略で，サンプリング技術を用いたベイズ推定による拡散パラメータ取得を意味し，最後のXは交差線維のことを意味する．BEDPOSTXまたはbedpostxでは，マルコフ連鎖モンテカルロ法（Markov Chain Monte Carlo sampling）を用いて脳内のボクセルごとに交差線維をモデル化し，脳内のすべてのボクセルごとに拡散パラメータ分布を求め，probabilistic tractographyで必要になるすべてのファイルを生成する[4]．1症例あたりの処理時間は約15時間かかるが，SGEシステム等と組み合わせて並列処理することで，ある程度の高速化が可能である．

BEDPOSTXはマウスなどで操作するGUIソフトであり，bedpostxはターミナル（端末）から呼び出すコマンドラインツールである．少数例を扱う場合には直感的にマウスなどで操作できるBEDPOSTXが使いやすいが，比較的多くの症例を同時並行で扱う場合はコマンドラインツールであるbedpostxのほうが使いやすいと思われる．どちらを使用しても結果はまったく同じなので操作性の好みに応じてBEDPOSTXまたはbedpostxを選択し使用する．

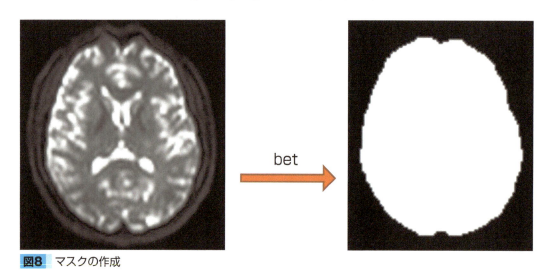

図8 マスクの作成

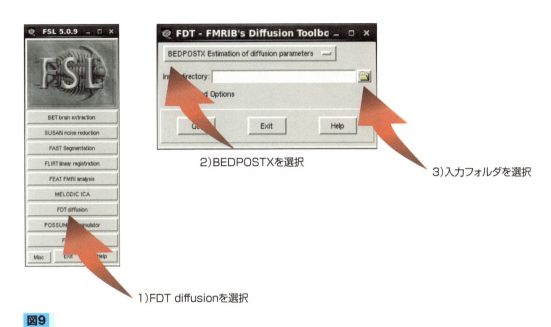

図9
FSLパネルからFDT diffusionを選択し，FDT diffusionパネルからBEDPOSTXを選択し，拡散テンソル像，マスク像，b値一覧，傾斜磁場ベクトル一覧のファイル群を配置済みのフォルダを指定し，Goボタンを押下する．

　GUIソフトであるBEDPOSTXを使用する場合は，マウスなどで症例ごとに拡散テンソル像，マスク像，b値一覧，傾斜磁場ベクトル一覧のファイル群をまとめたフォルダを指定し，Goボタンを押下することで計算処理が行われる **(図9)**．コマンドラインツールであるbedpostxを使用する場合は，ターミナル（端末）から症例ごとに拡散テンソル像，マスク像，b値一覧，傾斜磁場ベクトル一覧のファイル群をまとめたフォルダを直接指定し実行することで計算処理が行われる．

8. Probabilistic tractographyの描画

　Probabilistic tractographyの描画には，FDTに含まれているPROBTRACKXまたはprobtrackxを使用する．PROBTRACKXはマウスなどで操作するGUIソフトであり，probtrackxはターミナル（端末）から呼び出すコマンドラインツールである．どちらを使用しても結果はまったく同じなので操作性の好みに応じてPROBTRACKXまたはprobtrackxを使用する．

　GUIソフトであるPROBTRACKXを使用する場合は，マウスなどで症例ごとにBEDPOSTXまたはbedpostxで処理済みの拡散パラメータファイルがまとめられたフォルダを指定し，Seedを設定し，出力先としたいフォルダを指定し，Goボタンを押下することでprobabilistic tractographyが描画される **(図10)**．Probabilistic tractographyの起点となるseedには，Single voxel, Single mask, Multiple masksのいずれかを選択できる．Single voxelではseedとして任意のvoxelを指定する．Single maskではseedとして任意のマスク像を指定する．Multiple masksではseedsとして複数のマスク像をseedとして指定する．描画されたprobabilistic tractographyは，出力先に指定されたフォルダ内に画像ファイルとして保存される．

　コマンドラインツールであるprobtrackxを使用する場合もPROBTRACKXと同様に，ターミ

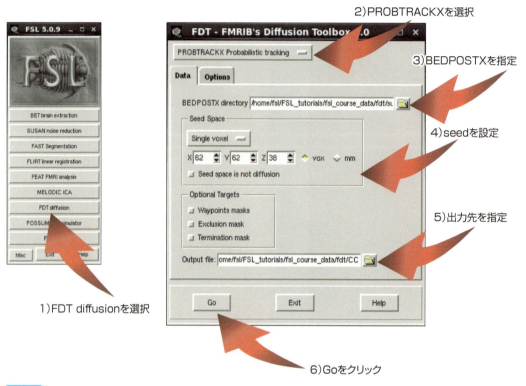

図10
FSLパネルからFDT diffusionを選択し，FDT diffusionパネルからPROBTRACKXを選択し，BEDPOSTXまたはbedpostxで処理済みの拡散パラメータファイルがまとめられたフォルダを指定し，seedを設定し，出力先を指定し，Goボタンを押下する．

ナル（端末）からBEDPOSTXで処理済みの拡散パラメータファイルがまとめられたフォルダを入力フォルダ，いずれかのseed，出力先にしたいフォルダをそれぞれ指定し実行する．描画されたprobabilistic tractographyは，出力先に指定したフォルダ内に保存される．

引用・参考文献

1) Aoki S, Iwata NK, Masutani Y, et al: Quantitative evaluation of the pyramidal tract segmented by diffusion tensor tractography: feasibility study in patients with amyotrophic lateral sclerosis. Radiat Med 23: 195-9, 2005
2) Jenkinson M, Beckmann CF, Behrens TE, et al: FSL. Neuroimage 62: 782-90. 2012
3) Wiegell MR, Larsson HB, Wedeen VJ: Fiber crossing in human brain depicted with diffusion tensor MR imaging. Radiology 217: 897-903, 2000
4) Behrens TE, Woolrich MW, Jenkinson M, et al: Characterization and propagation of uncertainty in diffusion-weighted MR imaging. Magn Reson Med 50: 1077-88, 2003

第5章 大脳白質解剖基本編

1. Klingler法にて前処理した脳標本を用いた白質解剖の準備と基本手技
2. 脳表解剖（脳回・脳溝）
3. 大脳半球外側面からの白質fiber dissection technique
   ―Lateral approach
4. 大脳半球内側面からの白質fiber dissection technique
   ―Medial approach

第5章 大脳白質解剖基本編

1 Klingler法にて前処理した脳標本を用いた白質解剖の準備と基本手技

森 健太郎 もり けんたろう
防衛医科大学校
脳神経外科学講座

Klingler法による大脳半球の前処理方法

　通常のホルマリンで固定されただけの脳では，詳細な白質線維の剖出は困難である．

　80年以上前にスイスBasel大学の解剖学者Josef Klingler（1888-1963）はヒト脳白質線維の剖出（fiber dissection）のための脳の前処理方法を考案し発表した[1-3]．この方法は現在でも肉眼的脳白質解剖の基本的方法である．このKlingler法について説明する．

　脳を10％ホルマリンで2カ月以上固定したのち，流水で数時間洗浄しホルマリンを除去した後，脳をそのまま密閉容器に入れて1週間－10℃で凍結する（Klinlger法の原法では－6～8℃）．解剖前に一晩水につけて解氷する．凍結することによって灰白質が白質から剥離されやすくなるとともに，氷の結晶が神経線維の間に形成され神経線維間が拡張し剥がれやすくなるという．すなわち，凍結処理によって白質線維がtractとして描出され剖出可能となる．もし数日間dissectionを中断する場合は冷水に漬けておく．ただし中断が1カ月以上続く場合は再度凍結を要するという．一般には血管やくも膜の剥離は凍結処理前に行うようだが，われわれの施設では学生実習用のホルマリン固定された脳を使用しており，凍結処理と解氷が終わってから血管とくも膜の除去を行っているが問題はない．

　なお，Klingler法の変法[4]として10％ホルマリンで40日間固定し，－30℃で30日間凍結した後にいったん解氷してから，血管とくも膜を除去して，それから再度－15℃で15日間凍結してから解氷後解剖を行う方法も報告されている．

　白質線維束の剖出には先端部がいろいろな形や大きさの木製（または竹製）のスパーテルを自作して使用する．白質線維束の剥離には3～4mmの幅の硬膜鑷子が線維束をつまんで剥離するのに便利である**（図1）**．前述のごとく，白質解剖を行う前に十分にくも膜と血管を脳から除去する必要がある．脳中心部から末梢側に向かってくも膜を血管ごと剥離していく．この作業を1時間程度かけて完全に除去しておかないと，後の大脳灰白質の除去がうまく行かなくなる**（図2）**．

▶ WEB動画①

大脳白質線維束剖出の基本的手技

　大脳白質連合線維束，交連線維，投射線維束の剖出を目的にした白質解剖は以下の3つの基本的

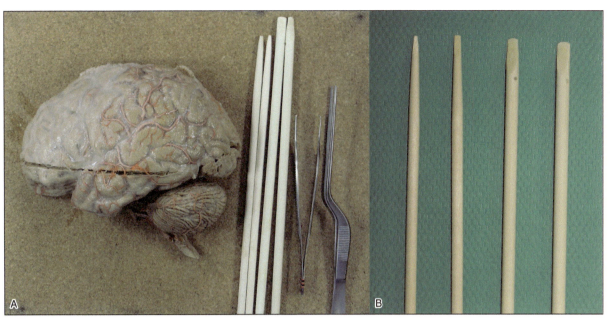

図1 Klingler法にて前処理された脳標本と解剖に必要な器具
先端部はいろいろな大きさや形の木製（竹製）スパーテルを自作して白質を剖出する．

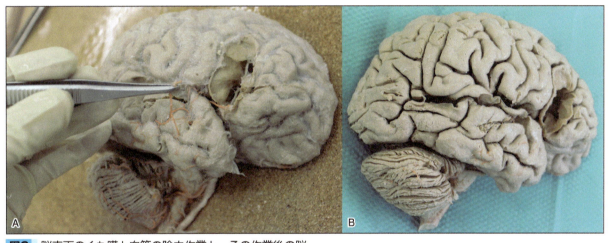

図2 脳表面のくも膜と血管の除去作業と，その作業後の脳
なお，この写真のように脳梗塞を認める脳は白質線維束が失われているので，白質線維束の解剖には使用しない．

手技よりなる．
①大脳表面の灰白質の除去
②弓状線維などの除去による白質線維束の剖出
③剖出した線維束を剥離除去し，その下に存在する白質線維束を剖出
　なお，Klingler法にて前処理した脳を用いた白質解剖は基本的に肉眼解剖であるが，外科用ルーペで少し拡大して観察しながら行うと正確に白質線維束を剖出できる．今回の脳白質線維束解剖はTüre & Yaşargilら[5, 6]の報告に従って，大脳半球外側面からの解剖（lateral approach）と大脳半球内側面からの解剖（medial approach）の2

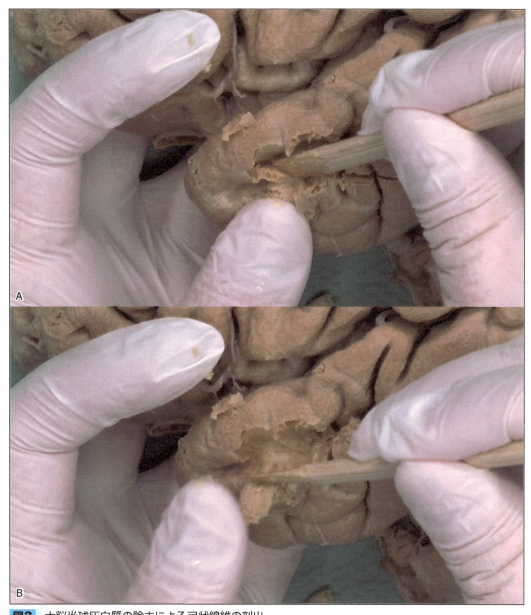

図3 大脳半球灰白質の除去による弓状線維の剖出
木製スパーテルを用いて，脳溝の底部から脳回の頂点に向かってすくい上げるように灰白質のみを摘出する．

つに分けて解説してある．

　まず大脳半球表面の灰白質を除去するのであるが，木製スパーテルを用いて脳溝の底部から脳回の頂点に向かってすくい上げるように灰白質を除去する．これによって隣接する脳回をつなぐ連合線維の最小単位である弓状線維（U-fiber）が剖出される．この作業を丹念に行うことが，後の連合線維束の剖出に重要である．乱暴に行うと，弓状線維の直下を走行する連合線維束などが損傷するからである．この作業は大脳半球外側面だけで1時間以上かかる **(図3)**. ▶WEB動画②

　Klingler法により前処理された脳を用いた白質

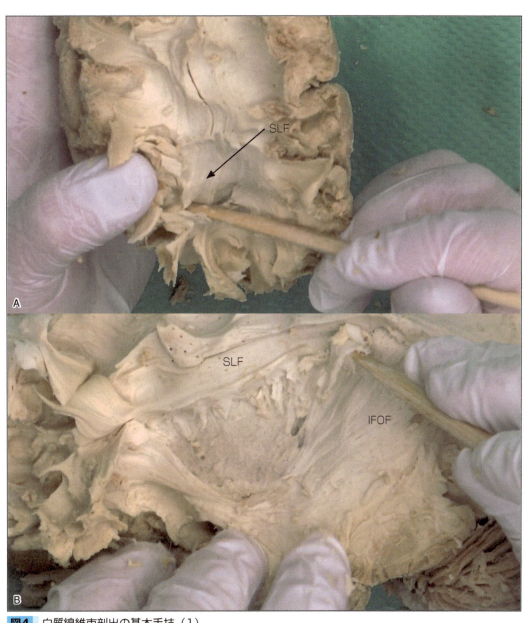

図4 白質線維束剖出の基本手技（1）
A：弓状線維を除去し，その直下に存在する上縦束（SLF）を剖出している．
B：島皮質下の最外包を除去しながら，その直下に存在する下後頭前頭束（IFOF）を剖出している．

解剖の基本は，初学者にとっては未知の線維を盲目的に剖出することではなく，対象となる白質線維束の解剖学的知識に基づいて剖出することである．すなわち，存在するであろう線維束とその線維方向に平行に木製のスパーテルを動かして，目標とする線維束を剖出し，その線維束を金属製の鑷子でつまんだりして線維束の方向に従って剥離（peeling）するのである．線維束の方向と垂直にスパーテルをむやみに使うと，線維束は容易に失われる．したがって，剖出する予定の白質線維束の場所と線維束方向の解剖的知識を前もって得てから剖出する必要がある．白質解剖は基本的に脳

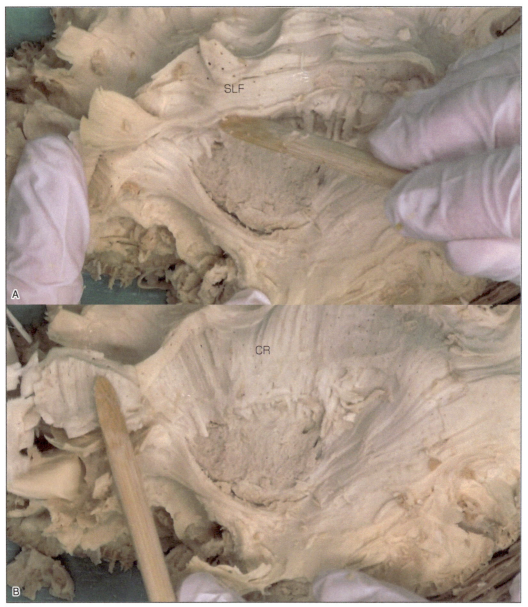

図5 白質線維束剖出の基本手技（2）
剖出した線維束（上縦束：SLF）を剥離除去し（A），その直下に存在する線維束（放線冠：CR）を剖出している（B）．

表面側に存在する線維束の順番に沿って剖出するので，最初の手技は弓状線維を除去しながら，弓状線維の直下に存在する白質線維束（上縦束など）が最初の剖出の対象となる**（図4）**．▶WEB動画③ なお，いくつかの線維束が交織する部位における特定の白質線維束の剖出は初学者にとっては困難である．

　線維束の剖出は基本的に浅層に存在する線維束から深層に存在する線維束の順番で剖出する．したがっていったん剖出し終えた白質線維束を剥離除去して，その直下に存在する白質線維束を剖出する**（図5）**．▶WEB動画④

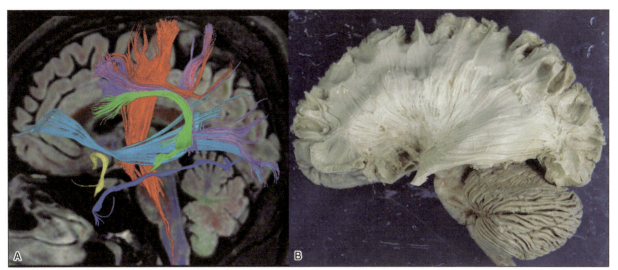

図6 大脳半球外側面からのアプローチ（lateral approach）で剖出予定の神経線維束のtractographyと実際に解剖し終わった脳標本

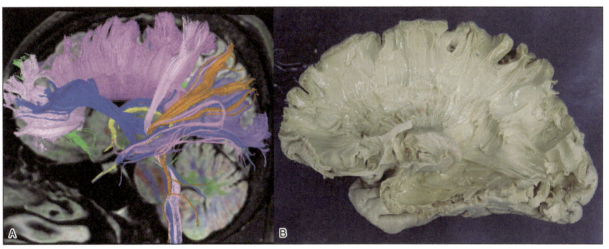

図7 大脳半球内側面からのアプローチ（medial approach）で剖出予定の神経線維束のtractographyと実際に解剖し終わった脳標本

白質解剖直前の座業
―拡散テンソル法（diffusion tensor imaging）によるヒト大脳白質の神経線維tractography

　大脳白質線維束剖出の基本的手技として，初学者は剖出する予定の白質線維束の場所と線維束方向の解剖的知識を前もって得てから剖出する必要があると述べた．白質線維束の3次元的解剖の手助けとなるように，本書で説明する大脳半球外側面からのapproachで剖出する白質線維束と，大脳半球内側面からのapproachで剖出する白質線維束の神経線維tractographyの作成を（株）フィリップス・ジャパンの協力を得て行った．使用したMRI装置は世界初のデジタルコイル（dS head Coil）を搭載したIngenia 3.0Tを用いて正常成人

の脳を撮像し，解析ソフト（FiberTrak）を用いてtractographyの描出を行った．なお，tractography画像は目標とする白質線維束のすべてが描出されているわけでなく，また目的外の神経線維が一部含まれている可能性があることをご容赦いただきたい．

図6には大脳半球外側面からのアプローチ（lateral approach）で剖出予定の神経線維束のtractographyと実際の解剖し終わった脳標本を提示する．図7には大脳半球内側面からのアプローチ（medial approach）で剖出予定の神経線維束のtractographyと実際の解剖し終わった脳標本を提示する．

引用・参考文献

1) Klingler J：Erleichterung der makroskopischen Praeparation des Gehirns durch den Gefrierprozess. Schweiz Arch Neurol Psychiatr 36：247-56, 1935
2) Ludwig E Klinger J：Atlas Cerebri Humani. Basel, S. Karger, 1956
3) Agrawal A, Kapfhammer JP, Kress A, et al：Josef Klingler's model of white matter tracts：Influences on neuroanatomy, neurosurgery, and neuroimaging. Neurosurgery 69：238-54, 2011
4) De Benedictis A, Duffau H, Paradiso B, et al：Anatomo-functional study of the temporo-parieto-occipital region：dissection, tractographic and brain mapping evidence from a neurosurgical perspective. J Anat 225：132-51, 2014
5) Türe U, Yaşargil MG, Friedman A, et al. Fiber dissection technique：Lateral aspect of the brain. Neurosurgery 47：417-27, 2000
6) Yaşargil MG, Türe U, Yaşargil DC：Surgical anatomy of supratentorial midline lesions. Neurosurg Focus 18：E1, 2005

第5章 大脳白質解剖基本編
2 脳表解剖（脳回・脳溝）

藤井 正純 ふじい まさずみ
福島県立医科大学医学部
脳神経外科学講座

はじめに

　大脳は皮質組織がその表面積を大きくするように複雑に折りたたまれる構造となっており，表面から観察すると多数の脳回と浅・深さまざまな脳溝が織りなすように走行している．脳回・脳溝は個人差が大きく，さらには同一個体においてさえ左右の構造に差がしばしばみられる一方，脳回・脳溝パターンはあまりにも複雑で，脳神経外科医にとって一つ一つを同定・認知する作業に価値を見出すことは困難であるかもしれない．ことに手術ナビゲーション技術が普及した現在では，ともすれば大脳内の病変の局在についてナビゲーションに依存することが当然と考えがちであるが，こうした態度そのものは大脳の表面解剖・機能系を無視するものである．

　実際には，大脳は，これを深く知れば非常にランドマークに富んだ臓器であって，術前に脳回・脳溝の読影を詳細に行うと，手術の際に術野を観察するだけで病変の局在や切除するべき範囲がまったく自明のものとなる．同時に大脳解剖の知識があってこそ，症例の積み重ねのなかで機能について深い洞察が可能となる．脳機能の側面から考えると，必ずしも外表面上に露出した脳回のみが重要な機能を果たしているわけではないことは明らかであり，脳溝内に折りたたまれた脳皮質領域も同様に重要であろう．その意味で，大脳の表面解剖は大脳解剖の入り口である．

　残念ながら大脳の表面解剖のterminologyは統一されたものがなく，文献によって呼称がしばしば異なる．本書では，Petrides M著"The Human Cerebral Cortex"[1]に基づいた呼称を採用している．伝統的な神経解剖学と近年発展が著しい神経科学による脳区分法との間にも大きな差異があるが，近い将来機能系の知識を含めて統一的な呼称法が確立されることを期待したい．それにもかかわらず，まず1つの呼称システムで詳細な脳表解剖を学ぶことは非常に意義深い．1つの方法をマスターすれば，これと異なる区分法・命名法があったとしても，その異同をはっきりと弁別できるようになる．さらには，臨床家にとっては，病変の局在を明示的に認識することは，これを積み重ねることで大脳の機能に関する洞察を得るための礎となるはずである．

　大脳表面解剖上の脳溝・脳回名は，Petridesの記載[1]に基づいて，図1（外側面），図2（内側面）のシェーマに示した．原則として脳溝は小文字で，脳回は大文字で略号を表示してある．まず図1と図2のシェーマを参照しながら，本文を読み進むことをお勧めする．さらに，脳溝の同定例として，FreeSurferを用いて，同ソフトウェア上で利用可能な35名の平均化されたテンプレート

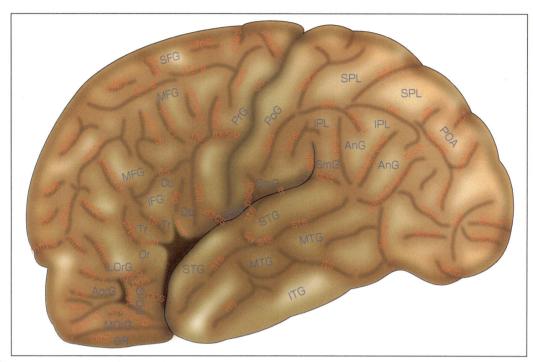

図1 大脳外側面と前頭葉眼窩面の脳溝と脳回
脳溝を赤文字の小文字，脳回を青文字の大文字にて示す．

aalf: ascending anterior ramus of the lateral fissure, aipsJ: anterior intermediate parietal sulcus of Jensen, alocs: accessory lateral occipital sulcus, AnG: angular gyrus, aocs-v: anterior occipital sulcus, ventral ramus, AOrG: anterior orbital gyrus, aplf: ascending posterior ramus of the lateral fissure, ascs: anterior subcentral sulcus, asfs: accessory superior frontal sulcus, cs: central sulcus, csts 1-3: cadual superior temporal sulcus 1-3, dplf: descending posterior ramus of the lateral fissure, ds: diagonal sulcus, eccs: external calcarine sulcus, fps: frontopolar sulcus, GR: gyrus rectus, half: horizontal anterior ramus of lateral fissure, he: horizontal extension of the inferior precentral sulcus, IFG: inferior frontal gyrus, ifms: intermediate frontomarginal sulcus, ifs: inferior frontal sulcus, imfs: intermediate frontal sulcus, imfs-h: imfs, horizontal segment, imfs-v: imfs, vertical segment, iocs: inferior occipital sulcus, ios: intermediate orbital sulcus, ipcs: inferior post-central sulcus, IPL: inferior parietal lobule, iprs: inferior precentral sulcus, iprs-p: iprs, posterior ramus, iprs-s: iprs, superior ramus, ips: intraparietal sulcus, ips-po: ips, paroccipital segment, ITG: inferior temporal gyrus, its: inferior temporal sulcus, lf: lateral fissure, lfms: lateral frontomarginal sulcus, locs: lateral occipital sulcus, LOrG: lateral orbital gyrus, los-a: lateral orbital sulcus, anterior ramus, los-p: lateral orbital sulcus, posterior lamus, lus: lunate sulcus, maprs: marginal precentral sulcus, MFG: middle frontal gyrus, mfms: medial frontomarginal sulcus, MOrG: medial orbital gyrus, mos-a: medial orbital sulcus, anterior ramus, mos-p: medial orbital sulcus, posterior ramus, mprs: medial precentral sulcus, MTG: middle temporal gyrus, olfs: olfactory sulcus, Op: opercular part of the inferior frontal gyrus, Or: orbital part of the inferior frontal gyrus, pimfs-d: paraintermediate frontal sulcus, dorsal, pimfs-v: paraintermediate frontal sulcus, ventral, pips: posterior intermediate parietal sulcus, pmfs-a: posterior middle frontal sulcus, anterior segment, pmfs-i: posterior middle frontal sulcus, intermediate segment, pmfs-p: posterior middle frontal sulcus, posterior segment, POA: parieto-occipital arcus, pof: parieto-occipital fissure, PoG: post-central gyrus, POrG: posterior orbital gyrus, pos: posterior orbital sulcus, PrG: precentral gyrus, prts: pretriangular sulcus, pscs: posterior subcentral sulcus, sa: sulcus acousticus, sB: sulcus of Brissaud, ScG: subcentral gyrus, sf: sulcus fragmentosus, SFG: superior frontal gyrus, sfps: superior frontal paramidline sulcus, sfs-a: superior frontal sulcus, anterior segment, sfs-p: superior frontal sulcus, posterior segment, SmG: supramarginal gyrus, sms: supramarginal sulcus, spcs: superior post-central sulcus, SPL: superior parietal lobule, sps: superior parietal sulcus, sprs: superior precentral sulcus, STG: superior temporal gyrus, sts: superior temporal sulcus, tocs-l: transverse occipital sulcus, lateral ramus, tocs-m: transverse occipital sulcus, medial ramus, Tr: triangular part of the inferior frontal gyrus, ts: triangular sulcus, tts: transverse temporal sulcus.

（文献1をもとに作図，名称は文献1に基づく）

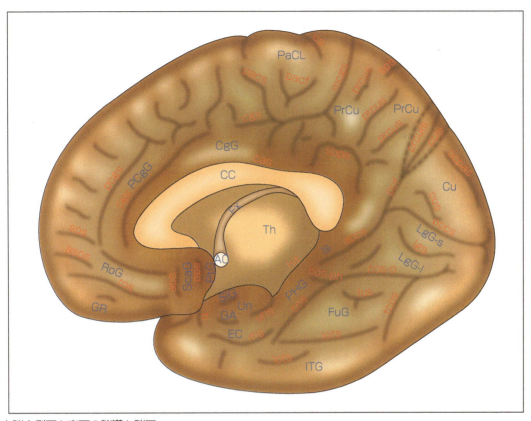

図2 大脳内側面と底面の脳溝と脳回

AC: anterior commissure, accs: anterior calcarine sulcus, asos: accessory supraorbital sulcus, cas: callosal sulcus, CC: corpus callosum, CgG: cingulate gyrus, cgs: cingulate sulcus, aps: anterior parolfactory sulcus, cos: collateral sulcus, cos-o: collateral sulcus, occipital ramus, cos-ph: collateral sulcus, parahippocampal extension, cs: central sulcus, Cu: cuneus, culs: cuneal limiting sulcus, cus: cuneal sulcus, EC: entorhinal cortex, FuG: fusiform gyrus, fus: fusiform sulcus, Fx: fornix, GA: gyrus ambiens, GR: gyrus rectus, hif: hippocampal fissure, Is: isthmus, ITG: inferior temporal gyrus, LgG-l: inferior lingual gyrus, LgG-s: superior lingural gyrus, lgs: lingual sulcus, mccgs: marginal ramus of cingulate sulcus, lots: lateral occipitotemporal sulcus, ocpas: occipital paramedial sulcus, pacf: paracentral fossa, PaCL: paracentral lobule, pacs: paracentral sulcus, pccs: posterior calcarine sulcus, PCgG: paracingulate gyrus, pcgs: paracingulate sulcus, PHG: parahippocampal gyrus, pof: parietooccipital fissure, pps: posterior parolfactory sulcus, PrCu: precuneus, prculs: precuneal limiting sulcus, prcus: precuneal sulcus, PtG: paraterminal gyrus, rhs: rhinal sulcus, RoG: rostral gyrus, ros: rostral sulcus, sbps: subparietal sulcus, ScaG: subcallosal gyrus, SIG: semilunar gyrus, sos: supra-orbital sulcus, sps: superior parietal sulcus, tcos: transverse collateral sulcus, Th: thalamus, ti: temporal incisure, Un: uncus, uns: uncal sulcus.
（文献1をもとに作図，名称は文献1に基づく）

（CVS_avg35 average brain）[2]の3Dモデル上で，脳溝の同定を示した（**図3-11**）．脳溝名のないモデルと脳溝名付きモデル両者を示してあるので，脳溝読影をぜひ試みてほしい（略語は**図1，2**を参照）．島回および外側溝内の解剖については，Türeらの文献に基づき[3]，海馬・側頭葉内側面についてはDuvernoy Hらの書籍[4]に基づいて記載した．なお，本書では具体的に取り上げていないが，脳溝のバリエーション，出現頻度等については，小野道夫の書籍が参考になる[5]．

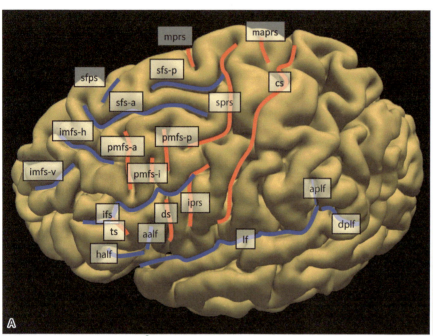
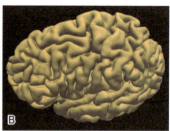

図3 左前頭葉外側面1 　WEB動画①

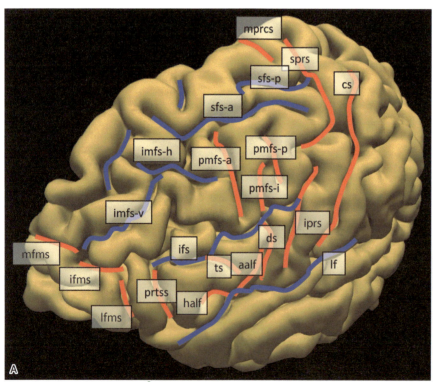
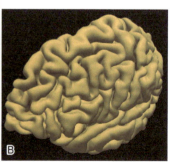

図4 左前頭葉外側面2 　WEB動画①

大脳外側面 (図3-7)

1. 前頭葉 (図3, 4)　WEB動画①

　大脳の外側面を観察すると，2つの脳溝，中心溝 (central sulcus：cs) と外側溝 (lateral fissure：lf 〔= Sylvian fissure，シルビウス裂〕) を容易にみつけることができる．両者とも途切れることのない長い脳溝である．前者は前頭葉の後縁をなす脳溝であり，後者は前頭葉と側頭葉とを境する．

　Csのすぐ前方の脳回が中心前回 (precentral gyrus：PrG) であり，この前縁にはprecentral sulciがcsにおおむね平行に走行する．通常inferior precentral sulcus (iprs) と superior precentral sulcus (sprs) の2つがある．iprsからは前方に向かって下前頭溝 (inferior frontal sulcus：ifs) が分岐し，sprsからは前方に上前頭溝 (superior frontal sulcus：sfs) が分岐する．これらifsとsfsの2つの脳溝によって，前頭葉は外側溝から，大きく下前頭回 (inferior frontal gyrus：IFG)，中前頭回 (middle frontal gyrus：MFG)，上前頭回 (superior frontal gyrus：SFG) の3区画に分ける．iprsとsprs2つの脳溝の間に中心前回 (precentral gyrus：PrG) からMFGへと脳回の連続 (gyrul passage) がみられる．またiprsは，PrGに向かって後方に小さな枝posterior segment (iprs-p) を出し，同部を境にしてiprsを上下2つのセグメント，superior ramus (iprs-s) と inferior ramus (iprs-i) に分ける．

IFG

　IFGはlfから直接分枝する2つの枝によって，大きく3つの部分に分かれる．すなわち，horizontal anterior ramus (half) と ascending anterior ramus of the lateral fissure (aalf) の2つに挟まれる部分は三角部 (inferior frontal gyrus, pars triangularis：IFG-Tr) と呼ばれ，またその前方は眼窩部 (inferior frontal gyrus, pars orbitalis：IFG-Or)，後方は弁蓋部 (inferior frontal gyurs, pars opercularis：IFG-Op) と呼ばれる．Trには，通常上方から下方向に向かってtriangular sulcus (ts) がみられ，さらに前方にはpretriangular sulcus (prts) がみられる．IFG-Opにはしばしばdiagonal sulcus (ds) がみられる．dsはiprs-iの前方の脳溝である．

　PrG・IFGの下面，すなわちlfを開いて下方から観察すると (図12，後出)，csの突端に位置する脳回構造は中心下回 (subcentral gyrus：SCG) と呼ばれ，lf内で深部方向へsuperior periinsular sulcus (sps) に向かって横走する．さらに前方に向かって中心前回のすぐ下のsubprecentral gyrus (SPCG)，IFG-Op下方のsubopercular gyrus (SOPG)，IFG-Tr下方のsubtriangular gyrus (STrG)，IFG-Or下方のsuborbital gyrus (SOG) が見られる．

中頭前回 (MFG)

　MFGは前頭葉の中央部を占める部分である．IFGに比べて脳溝・脳回構造が複雑で，variationが大きいことから，これまでその詳細について言及するテキストが少ない．MFGの後半部には上下に走るanterior, intermediate, posteriorという3つのposterior middle frontal sulci (pmfs) がある (pmfs-a, pmfs-i, pmfs-p)．pmfs-iはしばしば浅い窪み様の脳溝である．pmfs-a付近から，前方に向かって，前後方向に走行するintermediate frontal sulcus (imfs) が出る．imfsは前半と後半2つのセグメントvertical segment (imfs-v) と horizontal segment (imfs-h) があるが，ちょう

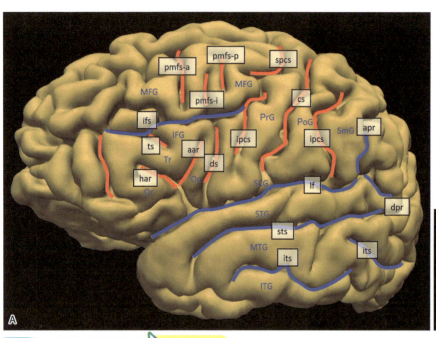
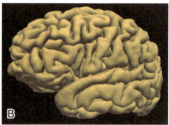

図5 左大脳半球外側面　WEB動画③

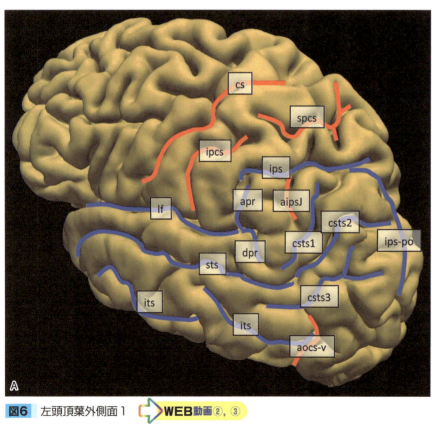
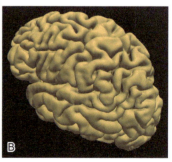

図6 左頭頂葉外側面1　WEB動画②, ③

ど前頭葉が前方に向かって円弧が下方に向くところから，前半部がおおむね垂直に，後半部がおおむね水平部になることから，その名があると思われる．imfsは前縁で，横走する脳溝群にぶつかる．frontomarginal sulci（fms）であり，これにはmedial（mfms），intermediate（ifms），lateral（lfms）の3つがある．imfsのMFG側には，これとは直交方向に走行する2つの脳溝があり，これらをparaintermediate frontal sulcus, dorsal（pimfs-d）とparaintermediate frontal sulcus, ventral（pimfs-v）と呼ぶ．

上前頭回（SFG）

SFGはsuperior frontal sulcus（sfs）の内側にある前後方向の脳回である．sfs自体は必ずしも連続しない場合が多く，sfs-anterior segmentとsfs-posterior segmentと呼ばれる．さらに前方では，上記で述べたimfsがSFGとMFGを分ける形で走行する．SFG内にはsuperior frontal paramidline sulci（sfps）が複数存在する．さらにその前方では，imfs-hの内側にaccessory superior frontal sulcus（asfs）が，imfs-vの内側にfrontopolar sulcus（fps）がそれぞれみられる．

2. 頭頂葉（図6, 7）　WEB動画②

頭頂葉は，大脳外側面において前縁以外，境界は必ずしも明瞭でない．詳細なsulcusの同定を行うと，その境界は，前縁をcsとし，腹側前半部をlf，腹側後半部をsuperior temporal sulcus（sts）後方枝群の起始部とし，後縁を最背側のparieto-occipital fissure（pof）と角回（angular gyrus：AnG）の後縁をなすcaudal superior temporal sulcus 3/anterior occipital sulcus（csts3/aocs）とを結ぶラインとする．頭頂葉は大きく以下の皮質および脳溝からなる．

頭頂葉の最も前方に中心後回（postcentral gyrus：PoG）が位置しており，その後縁をsuperior postcentral sulcus（spcs）およびinferior postcentral sulcus（ipcs）が走行する．intraparietal sulcus（ips）はpostcentral sulciないしその付近から起始して前後方向に走行し，これをもってより背側の皮質領域を上頭頂小葉（superior parietal lobule：SPL），腹側を下頭頂小葉（inferior parietal lobule：IPL）と呼ぶ．ipsはanterior intermediate parital sulcus of Jensen（aipsJ）をAnG方向へ出す（csts1-2付近）．この，ipsから外側方向に出るsulcus of Jensenをもって，角回の前縁とする立場もあるが，本書ではcsts1を前縁としている．またsulcus of Brissaud（sB）を内側方向へ出して以後尾側はips-paroccipital segment（ips-po）となる．

IPLは縁上回（supramarginal gyrus：SmG）とAnGとからなる．SmGはPoGの後方でlfの後端の枝であるascending posterior ramus of the lateral fissure（aplf）の周囲に形成される複数の脳回で，多くの場合supramargnal sulcus（sms）と呼ばれる脳溝が皮質領域内に存在する．AnGはSmGの後方の皮質領域で上側頭溝（superior temporal sulcus：sts）の後方枝群と関連する．通常stsは明瞭な後方枝を3つ持ち，caudal superior temporal sulcus 1-3（csts1-3）と呼ぶ．AnGは前縁をcsts1が走行し，後縁をcsts3/aocsが走行する．csts2はangular sulcusとも呼ばれ，AnG内を走行する．

頭頂弁蓋を持ち上げるようにして，lfを開くと，頭頂葉外側面から引き続く下面の構造が観察できる（図12）．PrGおよびPoGの下部でlf内を横走するsubcentral gyrusとすぐ後方のpostsubcentral

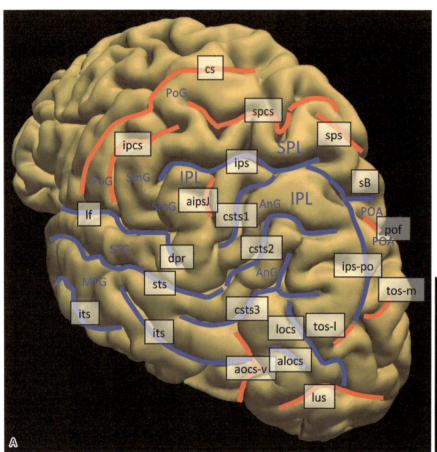
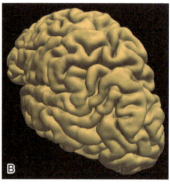

図7 左頭頂葉外側面2　WEB動画②, ④

sulcusの後方の領域に，同様に横走する3つのtransverse parietal gyrus（anterior, middle and posterior tranverse parietal gyri：ATPG, MTPG and PTPG）がある．3つの脳回を分ける2つの脳溝は，それぞれanterior transverse parietal sulcus（apts）と posterior transverse parietal sulcus（ptps）呼ばれる．

3. 側頭葉　WEB動画③

ここでは側頭葉の上面・外側面について述べる．外側面では，2つの脳溝すなわちstsとinferior temporal sulcus（its）である．これにより，側頭葉外側面はsuperior temporal gyrus（STG），middle temporal gyrus（MTG），inferior temporal gyrus（ITG）に分けられる．先の頭頂葉でみたようにstsは後方で3つの関連する後方枝群を形成し（csts1-3）角回に関連する．sts, itsは共に単一の脳溝というよりは，複数の，おおむね前後方向に走行する脳溝の複合体である．

lfを開いて側頭葉上面を観察すると，外側面中央付近から内側へ，やや後方へ向かうように横走する脳回がみられる．これが横側頭回のHeschl's gyrus（HG）である．一次聴覚皮質とされる．HGのすぐ後方にsulcus of Heschl（sH）がみられ，さらに後方に，これとおおむね平行にtransverse temporal sulcus（tts）が走行する．ttsはSTG側に切れ込んで外側面からも観察できる場合がある．

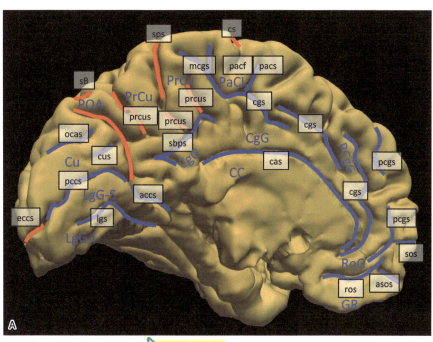
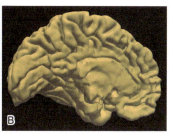

図8 左大脳半球内側面　WEB動画⑤

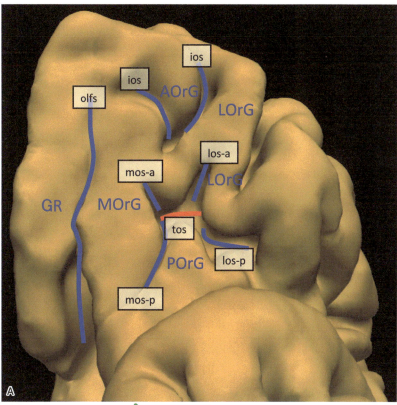
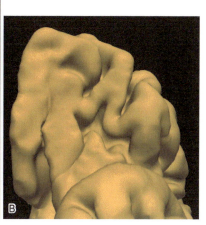

図9 左前頭葉眼窩面　WEB動画⑦

また，HGのすぐ前方部でSTG外側面にstsから上方に小さな切痕がみられる場合があり，これをsulcus acousticus（sa）と呼ぶ．STG外側面側から観察できるsaとttsは前者がHGのすぐ前方，後者がHGの後方に位置することからHGの位置を外側面側から同定する手がかりとなる．上面の観察では，HGの前方は低く平たい形状の平面をなしており，これをtemporal planum polare（TP）と呼ぶ．HGの前縁部にあって，TPの後縁部の脳溝をfirst transverse temporal sulcus（ftts）と呼ぶことがある．TPには，時に複数の脳溝がありSulci of Schwalbeと呼ばれる．なお，sH後方で，側頭葉上面の領域を単にtemporal planumと呼称することがある．

HGの後方にもしばしば脳回の高まりがみられることがあるが，これらは通常HGそのものに比べて目立たない．このHGの後方の高まりを"second Heschl's gyrus"（sHG）と呼ぶことがある．これら前後の2つの高まりに対して，anterior Heschl's gyrusとposterior Heschl's gyrusと呼称する立場もある．ただし，こうした前後2つの高まりがある場合でも，前方のものが一次聴覚野であり，真のHeschl's gyrusである．なお先に述べたようにHeschl's gyrusの後縁を形づくるのが，sulcus of Heschl（sH）であるが，これをtransverse temporal sulcus（tts）と同義とする立場もある．この点では，われわれはttsを側頭葉上面でsHの後方で横走し，sHより短い脳溝を指す立場をとっており，注意を要する．

4. 後頭葉　▶WEB動画④

後頭葉外側面で，特に最も尾側にはしばしばposterior calcarine sulcusに連続する形でexternal calcarine sulcusがみられる．これの近傍で腹背側方向に走行し，尾側にゆるやかに曲がった半月状の脳溝，すなわちlunate sulcus（lus）がみられる．lusの前方では前後方向に走行するlateral occipital sulcusがあり，しばしば，その下をより短く走行するaccessory lateral occipital sulcusがみられる．さらに前方には腹背側方向に走るaocs（csts3）がみられる．

5. 島回（図12）

島回は前頭・頭頂弁蓋，側頭弁蓋の奥に位置するおおむね逆三角形を底面とするような三角錐と形容される皮質領域であり，底面の逆三角形は上辺をsuperior periinsular sulcus（sps），後下辺をinferior periinsular sulcus（ips），前下辺をanterior periinsular sulcus（aps）の脳溝で境されている．島回はより厳密には，不等辺四辺形と形容するほうが良いとする立場があり，後下辺のipsを，さらに2つに分けて，inferior periinsular sulcusとposterior periinsular sulcusに分けて呼称する場合がある．spsの前端はanterior insular point，後端はposterior insular pointと呼ばれる．

島回は中央にcentral isular sulcus（cis）が斜走し，その前方に3つの短回（anterior, middle and posterior short insular gyri）と後方に2つの長回（anterior and posterior long insular gyri）がある．cisは前頭葉・頭頂葉を境するcsとおおむね同位置に並ぶとされる．3つの短回の稜線を上がったところに，山頂（insular apex）があり，これを前下方に降ると島限（limen insula）である．

大脳内側面・下面（前頭葉・頭頂葉・後頭葉）（図8-11）　▶WEB動画⑤

ここでは大脳内側面・下面について解説する．

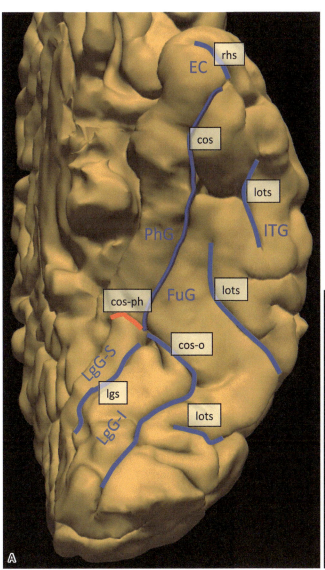
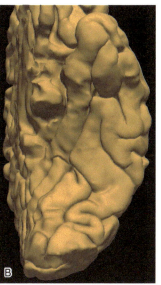

図10 左側頭・後頭葉下面1

内側面側から概観すると，中央部分に脳梁（corpus callosum：CC）の断面がある．脳梁は前方から順に吻部（rostrum），膝部（genu），体部（body），峡部（isthmus），膨大部（splenium）と呼ばれる．脳梁のすぐ上方には大脳辺縁系の帯状回（cingulate gyrus：CgG）がある．

CgGは，すぐ上方に帯状溝（cingulate sulcus：cgs）が前後方向に走行し，これが後方では上行して帯状溝辺縁枝（marginal ramus of cingulate sulcus：mcgs）となる．mcgsはそのすぐ前方にcsが位置することから，臨床的には画像上でcsを同定する方法として利用される．CgGは前方では脳梁膝部の前下方（前部帯状回），後方では脳梁膨大部の後方（後部帯状回），さらに側頭葉内側構造である海馬傍回（parahippocampal gyrus：PHG）へと連続している．CgG内部には，

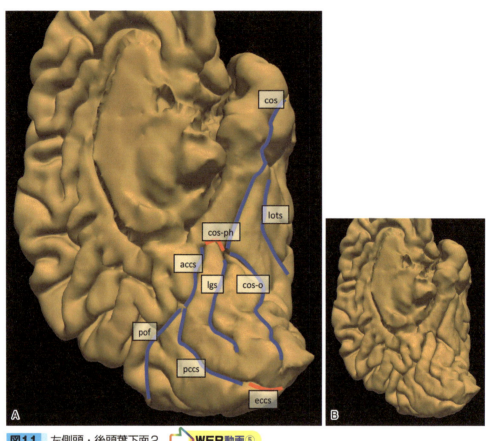

図11 左側頭・後頭葉下面2　WEB動画⑤

これに沿う形で重要な連合線維である帯状束（cingulum）が走行しており，これが前頭・頭頂葉内側面，側頭葉内側構造を直接結びつけている．安静時fMRI研究で明らかにされたDefault Mode Networkは前部帯状皮質・後部帯状皮質，下頭頂小葉からなる皮質間結合であり，帯状束はそのなかで基盤的連合線維の構成要素と考えられる．

大脳新皮質の領域について述べる．前頭葉と頭頂葉を分ける境界としてのcsは，内側面の上縁付近にわずかに観察できる．また頭頂葉と後頭葉を分けるのは頭頂後頭溝（parieto-occipital fissure：pof）である．parieto-occipital sulcusとの呼称もあるが，本fissure内にはさらに二次構造としての脳回・脳溝構造が存在しており，sulcusよりfissureがより適切と考え，本稿ではparieto-occipital fissureと呼称する立場をとる．

1．前頭葉

前頭葉内側面をみていく．帯状回はcallosal sulcus（cas）とcingulate sulcus（cgs）に挟まれた皮質領域である．前部帯状回領域ではしばしばcgsが2本あるようにみえる場合がある．その場合，前上方のものをparacingulate sulcus（pcgs）と呼び，cgsの間に挟まれた脳回をparacingulate gyrus（PCgG）と呼ぶ．genu and rostrum of corpus callosumの下方の領域で帯状回のすぐ下側には，rostral gyrus（RoG），次いでgyrus rectus（GR）がそれぞれおおむね前後方向に伸びる形で存在している．

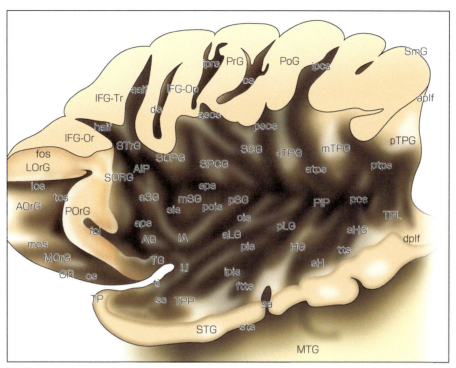

図12 島回と周辺解剖
左大脳半球で外側溝を開いたところ．左前頭葉眼窩面を含む．
aalf: ascending anterior ramus of the lateral fissure, AG: accessory insular gyrus, AIP: anterior insular point, aLG: anterior long insular gyrus, AOG: anterior orbital gyrus, aplf: ascending posterior ramus of the lateral fissure, aps: anterior periinsular sulcus, ascs: anterior subcentral sulcus, aSG: anterior short insular gyrus, aTPG: anterior transverse parietal gyrus, atps: anterior transverse parietal sulcus, cis: central insular sulcus, cs: central sulcus, dplf: descending posterior ramus of the lateral fissure, ds: diagonal sulcus, fol: frontoorbital limb, fos: frontoorbital sulcus, ftts: first transverse temporal sulcus, GR: gyrus rectus, gs: gyri of Schwalbe, half: horizontal anterior ramus of the lateral fissure, HG: Heschl's gyrus, IA: insular apex, IFG-Op: pars opercularis of the inferior frontal gyrus, IFG-Or: pars orbitalis of the inferior frontal gyrus, IFG-Tr: pars triangularis of the inferior frontal gyrus, ipcs: inferior postcentral sulcus, ipis: inferior periinsular sulcus, iprs: inferior precentral sulcus, LI: limen insula, LOG: lateral orbital gyrus, los: lateral orbital sulcus, MOG: medial orbital gyrus, mos: medial orbital sulcus, mSG: middle short insular gyrus, mTPG: middle transverse parietal gyrus, MTG: middle temporal gyrus, os: olfactory sulcus, pcis: precentral insular sulcus, PIP: posterior insular point, pLG: posterior long insular gyrus, PoG: postcentral gyrus, POG: posterior orbital gyrus, pos: postinsular sulcus, PrG: precentral gyrus, pis: postcentral insular sulcus, pscs: posterior subcentral sulcus, pSG: posterior short insular gyrus, pTPG: posterior transverse parietal gyrus, ptps: posterior transverse parietal sulcus, sa: sulcus acousticus, SCG: subcentral gyrus, sH: sulcus of Heschl, sHG: second Heschl's gyrus, sis: short insular sulcus, SmG: supramarginal gyrus, SOPG: subopercular gyrus, SORG: suborbital gyrus, SPCG: subprecentral gyrus, sps: superior periinsular sulcus, ss: sulci of Schwalbe, STG: superior temporal gyrus, STrG: subtriangular gyrus, sts: superior temporal sulcus, TG: transverse insular gyrus, ti: temporal incisura, tos: transverse orbital sulcus, TP: temporal pole, TPL: temporal planum, TPP: temporal planum polare, tts: transverse temporal sulcus.
（文献3をもとに作図，名称は文献3に基づく）

これらの脳回の後方の突端，rostrum of corpus callosumの下方にanterior and posterior parolfactory sulcus（aps, pps）の間に挟まれる形でsubcallosal gyrus（SCaG）がある．さらにその後方で終板のすぐ前縁に終板傍回（paraterminal gyrus: PtG）がある．終板傍回は

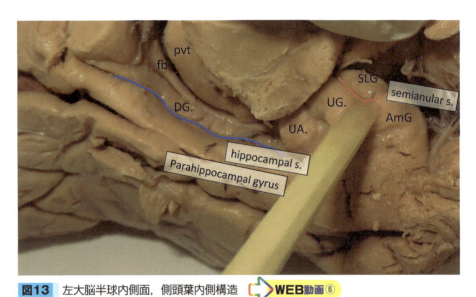

図13 左大脳半球内側面，側頭葉内側構造 　WEB動画⑥
左大脳半球内側面を観察したもの．向かって右側が前方．へらが鉤にかかっている．
AmG: ambient gyrus, DG: dentate gyrus, fb: fimbria, pvt: pulvinar of thalamus, s: sulcus, SLG: semilunar gyrus, UG: uncinate gyrus, UA: uncal apex.

脳梁上の灰白質であるindusium griseumとつながっており，これが脳梁上を走行して遠く海馬・歯状回まで連続する．終板傍回・梁下野は記憶・睡眠などに重要な役割を果たすとされる前脳基底部ないし中隔野の一部である．

前頭葉内側面後方部には特徴的な構造として中心傍小葉（paracentral lobule：PaCL）がある．csを挟んで前後にまたがる脳回構造で，中心には陥凹（paracentral fossa：pacf）がみられる．後縁は帯状溝辺縁枝，前縁はparacentral sulcus（pacs）であり，下縁は帯状溝である．

　WEB動画⑦ 前頭葉底面をみる．前頭葉底部は前頭葉眼窩面（orbitofrontal area）と呼ばれ，特徴的な構造がみられる．すなわち，最内側に位置するgyrus rectus（GR）外側を前後に走行するolfactory sulcus（olfs）と全体としてH状のorbital sulcus群である．Orbital sulcus群は内側にmedial orbital sulcus（mos），外側にlateral orbital sulcus（los）が前後方向に走行し，これを中央でつなぐように横走するtransverse orbital sulcus（tos）がある．mosは前枝と後枝に分けて，それぞれanterior ramus（mos-a），posterior ramus（mos-p）と呼ぶ．同様にlosについても前後でanterior ramus（los-a）とposterior ramus（los-p）に分ける．

これらの脳溝群によりorbital gyrus皮質領域は，内側のmedial orbital gyrus（MOrG），外側のlateral orbital gyrus（LOrG），前方のanterior orbital gyrus（AOrG），後方のposterior orbital gyrus（POrG）と呼称する．MOrGにはしばしば浅い窪みがあり，これをsulcus fragmentosus（sf）と呼ぶ．POrGには2～3本の縦走するposterior orbital sulcus（pos）があり，AOrGには1～3本の縦走するintermediate orbital sulcus（ios）がみられる．

2. 頭頂葉・後頭葉

頭頂葉内側面は中心後回の内側へ伸びた部分に引き続いて，すぐ後方に楔（けつ，せつ）前部

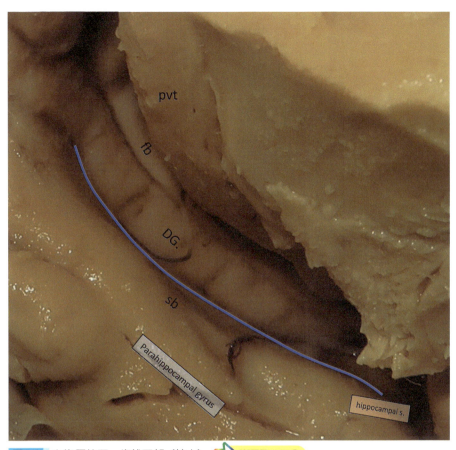

図14 左海馬傍回・歯状回部（拡大）　WEB動画⑥
DG: dentate gyrus, fb: fimbria, pvt: pulvinar thalami, sb: subiculum, s: sulcus.

（precuneus：PrCu）と呼ばれる領域がある．楔前部の下縁にはsubparietal sulcus（sbps）があり，後部帯状回と境される．後縁は頭頂後頭溝である．

脳回でみると，前方に傍中心小葉（paracentral lobule：PaCL）が位置しており，csは背側（大脳外側面上）で後半部の位置にある．PaCLの後方はmarginal ramus of cingulate sulcus（mcgs）で境され，PrCuがある．ついで後方にsuperior parietal sulcus（sps）が外側面から内側面にみられる．PrCuの後縁すなわち頭頂葉の後縁はpofである．外側面最背側pof周囲はparieto-occipital arcus（POA）と呼ばれる領域が形成される．ips-poより起始して内側に向かうsBはちょうどPOAの前縁を形成する．

後頭葉内側面は楔部（cuneus：Cu）と舌状回（lingual gyrus：LgG）からなる．CuneusはPrCuのすぐ後方の脳回である．前縁が頭頂後頭溝，下縁が鳥距溝（posterior calcarine sulcus：pccs）である．鳥距溝の上方に前後方向に走行するcuneal sulcus（cus）が，またさらに上方にoccipital paramedial sulcus（ocpas）があるが，後者はthe paramesial sulcus of Elliot Smith, the superior sagittal sulcus of the cuneus of Retziusの2つの別名がある．鳥距溝を挟む2つの脳回すなわち，上縁を前後方向に走る楔部下縁の脳回と上舌状回（superior lingual gyrus：LgG-S）が一

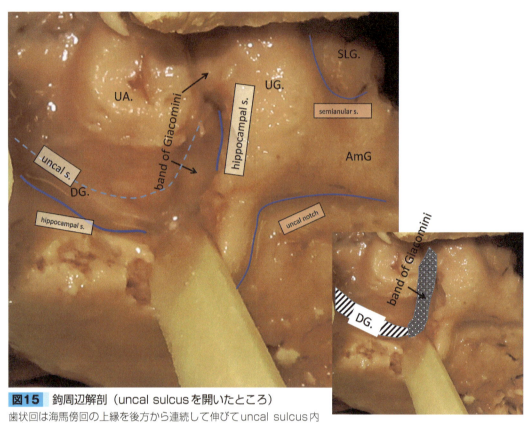

図15 鉤周辺解剖（uncal sulcusを開いたところ）
歯状回は海馬傍回の上縁を後方から連続して伸びてuncal sulcus内で直角に曲がる．同部はband of Giacominiと呼ばれる．右下は左上図でDGの構造をわかりやすく示したもの．Uncal sulcusは青色の点線で示す．
AmG: ambient gyrus, DG: dentate gyrus, s: sulcus, SLG: semilunar gyrus, UG: uncinate gyrus, UA: uncal apex.

次視覚野として知られる領域である．posterior calcarine sulcus（pccs）は前方で頭頂後頭溝と合流して，さらに前方にanterior calcarine sulcus（accs）を出す．calcarine sulcusは本稿で採用しているようにposterior, anteriorの2つに分けて呼称する立場と，anterior calcarine sulcusを頭頂後頭溝に含めて呼称し，posterior calcarine sulcusを単にcalcarine sulcusと呼称する立場がある．舌状回はlingual sulcus（lgs）によってsuperior lingual gyrus（LgG-S）とinferior lingual gyrus（LgG-I）の2つの脳回構造に通常分かれる．本例では前者が前方へと長く伸びており，海馬傍回に合流する．舌状回のもう一方の境はcolateral sulcus群である．

側頭葉内側構造（海馬・海馬傍回）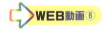

1．内側面（図13〜15）

左大脳半球・側頭葉内側構造を内側面側から観察する．後部帯状回は脳梁膨大部を回って海馬傍回へと続き，側頭葉前端付近まで連続する．脳梁膨大部直下付近で細くくびれる部分がありisthmus（Is）と呼ばれる．海馬傍回の上縁奥に

歯状回（dentate gyrus：DG）が歯列に似た特徴的な構造を持った脳回として並ぶ．歯状回のすぐ上縁を海馬采（fimbria：fb）が走行するが，これは視床枕（pulvinar of thalamus：pvt）の後縁を上行する脳弓脚（crus of fornix）へと移行する．歯状回はすぐ隣に存在する海馬（hippocampus）に連続する構造であるが，hippocampusは内側面から直接観察することはできない．海馬傍回上縁すなわち歯状回下縁の溝は海馬溝（hippocampal sulcus）である．歯状回は後方で小帯回（fasciola gyrus）につながりさらに，これが脳梁の上縁にある灰白質であるindusium gliseumへと連続する．海馬傍回の上縁は歯状回の底面でこれを支えると表現し海馬台（subiculum）と呼ばれる．

海馬傍回の先端付近は特徴的な膨らみを持つ構造となり，これが上方へ，そして後方へと折れ曲がるような構造をみせる．特にこの先端部上半の構造は全体として鉤（uncus）と呼ばれる．内側面側にuncal notchがあり，これより上方に鉤回（uncinate gyrus：UG），さらに上方に半円状溝（semianular sulcus）で境される半月回（semilunar gyrus：SLG）がある．SLGはさらに前方で外側嗅条（lateral olfactory stria），嗅索（olfactory tract）へとつながる．

2．底面（図2）

海馬傍回の外側境界は，Isthmusより前方で側副溝（collateral sulcus：cos）である．collateral sulcusはさらに後方ではlingual gyrusの腹外側縁となる（collateral sulcus, occipital ramus：cos-o）．嗅脳溝（rhinal sulcus：rhs）は，collateral sulcusの前方・延長線上にある深い脳溝であり，この内側の皮質が嗅内皮質あるいは嗅内野（entorhinal cortex：EC）である．Rhinal sulcusをcollateral sulcusの一部とみる立場もあるが，両者の間にはしばしばgyrul passageがみられること，ヒト以外の霊長類の解剖名との一貫性の立場をとると，本稿のようにrhinal sulcusをcollateral sulcusと独立した脳溝として定義するのが自然である．collateral sulcusは海馬傍回から舌状回を境する長い脳溝であり，その外側の脳回は紡錘状回（fusiform gyrus：FuG）である．

collateral sulcusについてさらに詳しくみると海馬傍回の後半部で，collateral sulcusから海馬傍回側へ切れ込む枝，parahipocampal extension of collateral sulcus（cos-ph）を出す．これより後方をcollateral sulcus, occipital ramus（cos-o）と呼称し，これがlingual gyrusの腹外側縁をなす．Fusiform gyrusは前後に広がる広大な脳回であるが，その外側をなす脳溝は通常複数ありlateral occipitotemporal sulci（lots）と呼ばれる．

引用・参考文献

1) Michael Petrides: The Human Cerebral Cortex, An MRI Atlas of the Sulci and Gyri in MNI Stereotaxic Space. Academic Press, Boston, 2011
2) Postelnicu G, Zollei L, Fischl B: Combined volumetric and surface registration. IEEE Trans Med Imaging 28: 508-22, 2008
3) Türe U, Yaşargil MG, Friedman AH, et al: Fiber dissection technique: lateral aspect of the brain. Neurosurgery 47: 417-26, 2000
4) Duvernoy H, Cattin F, Risold P-Y: The Human Hippocampus: Functional Anatomy, Vascularization and Serial Sections with MRI, 4rth ed. Springer, 2013
5) M Ono, S Kubik, C Abernathy: Atlas of the Cerebral Sulci. George Thieme Verlag, Stuttgart, New York, 1990

第5章 大脳白質解剖基本編
③ 大脳半球外側面からの白質fiber dissection technique

Lateral approach

森 健太郎　もりけんたろう
防衛医科大学校
脳神経外科学講座

はじめに

Klingler法で前処理した脳標本を用いた大脳半球の外側面からの白質線維の剖出（fiber dissection）は，基本的にTüre & Yaşargilらの方法に基づいて行う[1]．

Lateral approachによる解剖で対象となる主な白質線維束について列挙する．

- 弓状線維（arcuate fiber, U-fiber）
- 下縦束（inferior longitudinal fasciculus）
- 上縦束（superior longitudinal fasciculus）／弓状束（arcuate fasciculus）
- 鉤状束（uncinate fasciculus）
- 下後頭前頭束（inferior frontooccipital fasciculus）
- 前交連（anterior commissure）
- 視放線（optic radiation）
- 内包（internal capsule）
- 放線冠（corona radiata）
- 錐体路（pyramidal tract）

図1にlateral approachによる剖出予定の白質線維束群のtractographyを提示する．

実際の白質線維束のfiber dissectionは木製スパーテルを用いて灰白質を除去したり弓状線維を除去して目的とする線維束を剖出するのであるが，初学者にとって剖出の基本的な手技は目的とする神経線維束に沿ってスパーテルを動かすことである．神経線維束と直行するような剥離操作は目的とする線維を容易に失うからである．したがって対象となる主な白質線維束の起点・終点と走行，他の神経線維束との位置関係を理解してからでないと白質解剖はできない．Lateral approachによる解剖で対象となる主な白質線維束について概説するが，正確な走行・分布などには異論もあり詳しくは成書を参考にされたい．なお，上後頭前頭束（superior occipitofrontal fasciculus）と中縦束（middle longitudinal fasciculus）に関しては，その存在自体が疑問視されていたり，あるいは近傍の白質線維との区別が付きにくく本項からは除外した[2,3]．

一方，lateral approachによるfiber dissectionでは島（insula）が各白質線維束の剖出に重要なランドマーク構造物となるため，島の解剖を理解することが鍵となるので，その解剖についてもまず付記した．

Lateral approachによるfiber dissectionでランドマーク構造物となる島（insula）の解剖

連合線維束の多くは島（insula of Reil）の周辺

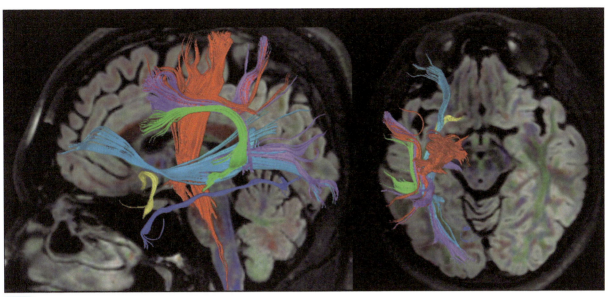

図1 Lateral approachによる剖出予定の白質線維束群のtractography

を走行しているため，lateral approachによる白質解剖では島が重要な目安になるので，その解剖は重要である．島は外側溝（lateral fissure, sylvian fissure）の中に隠れた旧皮質である．この島皮質は前頭眼窩弁蓋（fronto-orbital operculum），前頭頭頂弁蓋（fronto-parietal operculum），および側頭弁蓋（temporal operculum）の皮質と連結しており，これら3つの弁蓋に囲まれた三角形を呈している．これらの弁蓋部と島との移行部である3つの境界溝（前境界溝〔anterior limiting sulcus〕，上境界溝〔superior limiting sulcus〕，後境界溝〔posterior limiting sulcus〕）によって島が囲まれている．島皮質は島中心溝（insular central sulcus）によって，それより前方の3つの短回（short gurus）と後方の2つの長回（long gyrus）からなり，それらの腹側が扇のかなめとなる島限（limen insulae）を形成しており，島限は前頭葉眼窩部と側頭葉前内側部とをつないでいる**（図2）**．

Lateral approachで剖出対象となる白質線維束の解剖

1. 弓状線維（arcuate fiber）

弓状線維は大脳半球の隣接する脳回同士を連結する最小単位の連合線維であり，その形状からU-fiberとも呼ばれている．島の皮質下の最外包は島と弁蓋部とを連結している弓状線維の一つである．

2. 下縦束（inferior longitudinal fasciculus）

下縦束は後頭葉のextra-striate cortex（視放線が入る鳥距溝周囲に存在する一時視覚中枢を除く後頭葉皮質）と側頭葉前方部をつなぐ連合線維束である．中側頭回近傍を水平に走行する．前方部では下縦束は鉤状束と近接して走行し，後方部では下後頭前頭束や視放線の下方部分に近接して走行しているため，Klingler法での完全な剖出は困難とされる**（図3）**[4]．

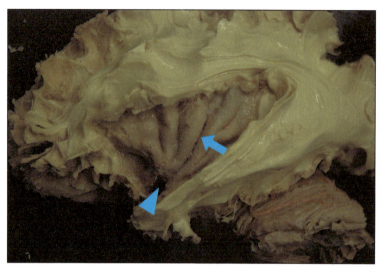

図2 島の外側表面
島の前下端部の島限（▶）と島が前方の3つの短回と後方の2つの長回からなるのが確認できる．➡は島中心溝を示す．
（写真提供：防衛医科大学校解剖学講座・小林靖先生）

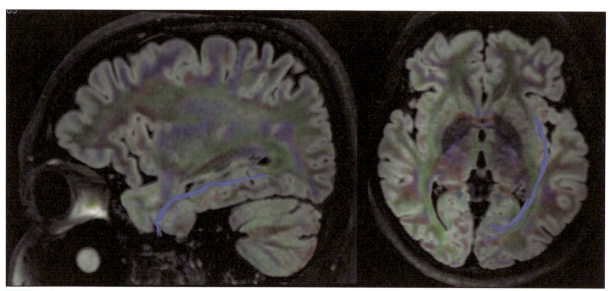

図3 下縦束のtractography

3. 上縦束（superior longitudinal fasciculus）/ 弓状束（arcuate fasciculus）

　上縦束は前頭葉—頭頂葉—後頭葉—側頭葉をつなぐ代表的な連合線維束である．Petrides & Pandyaは放射性トレーサーを用いたサルの研究から上縦束はSLF I，SLF II，SLF IIIおよび弓状束に分類している[5]．この分類に従ってMakrisらはDiffusion tensor imagingを用いてヒト脳でも同様の分類が可能であると報告している[6]．SLF I，SLF II，SLF IIIはそれぞれ頭頂連合野と前頭葉とをつなぐ上縦束の背側線維束群であるが，

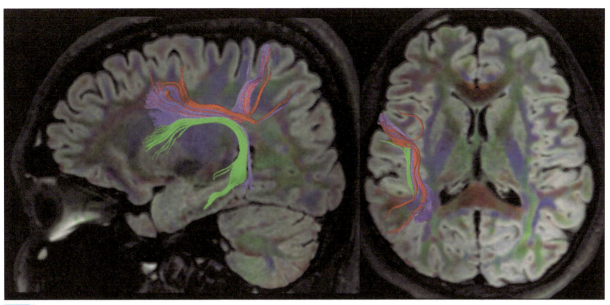

図4　上縦束背側線維束群（赤）と弓状束（緑）のtractography

これらSLF背側成分の正確な剖出はKlingler法では困難とされる[7]．弓状束は他の上縦束線維の最深部を走行し，上側頭回から縁上回の深部を回り，島上の上境界溝周辺部を通過して中・下前頭回に至り感覚性言語野と運動性言語野を連結する．したがって弓状束は他の上縦束線維と違って側頭葉と前頭葉をつなぐ長い線維束を形成する**（図4）**．したがってKlingler法では主に弓状束の剖出を行う．

4．鉤状束（uncinate fasciculus）

鉤状束は島の前下部を通過し，C字状に側頭葉前方部と前頭葉眼窩部および下前頭回とをつなぐ線維束であるが，海馬とは関連がないようである**（図5）**[8]．

5．下後頭前頭束（inferior frontooccipital fasciculus）

下後頭前頭束は前頭葉と後頭葉とをつなぐ最長の連合線維束である[9,10]．上縦束の下で前頭葉を扇状に放散し，後下方に狭まりながら走行し島の前下方部で最外包や外包内を鉤状束とレンズ核との間を最大収束しながら通過し，さらに側頭茎部でも鉤状束の後方を通過して再び扇状に広がりながら側脳室三角部（trigon, atrium）外側壁部で視放線とともにsagittal stratumを形成しながら後頭葉（extra-striate cortex）に終止する線維束である**（図5）**．

6．前交連（anterior commissure）

前交連は脳梁で結合できない左右の側頭葉部分と嗅脳をつなぐ交連線維束である．前交連は左右の嗅脳をつなぐ前脚（anterior limb）と左右の側頭葉をつなぐ外側脚（lateral limb）からなる[11]．前交連は淡蒼球内の基底部を通過し，外側脚は自転車のハンドルのような形をとりながら後外下方向に走行し側頭葉に向かう**（図6）**．その際に鉤状束の下の部分で側頭茎の一部となり，下後頭前頭束線維の下で，視放線の外側を視放線線維方向とは垂直方向に走行する**（図7）**．すなわち，視放線の剖出には前交連の線維束を側頭葉で摘出す

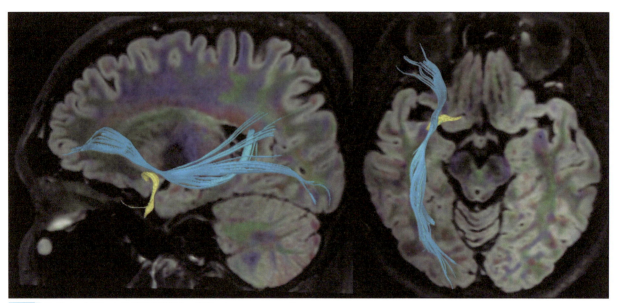

図5 鈎状束（黄）と下後頭前頭束（青）のtractography

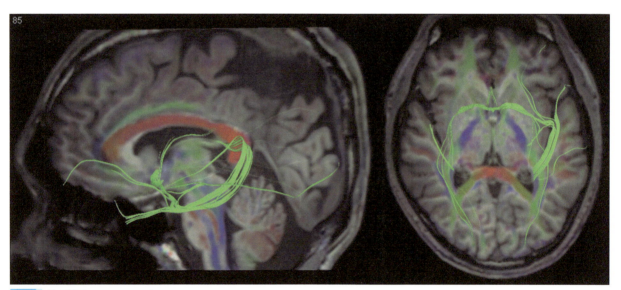

図6 前交連のtractography

る必要がある．

7．視放線（optic radiation）

　視放線は脳神経外科医にとって最も重要な投射線維束の一つである．視放線は外側膝状体（lateral geniculate body）と後頭葉の鳥距溝周辺の一次視覚中枢皮質をつなぐ連合線維束である**（図8）**．視放線はレンズ核の下で内包のsublenticular partを形成し，さらに側脳室三角部の外側壁では下後頭前頭束とともにsagittal stratumを形成している**（図9）**[12-14]．

　視放線はanterior bundle，central bundle，posterior bundleの3つの成分からなる．Anterior bundle（Meyer loop）は外側膝状体を出て，側脳室下角の上壁を前外側方向に走行した後，後方に

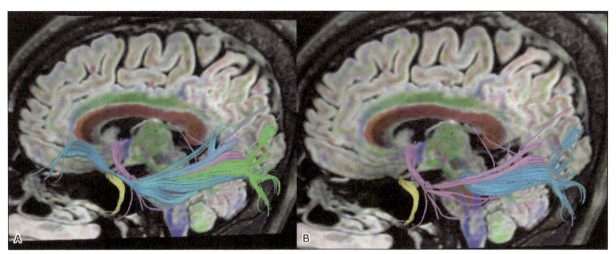

図7 前交連，鈎状束，下後頭前頭束，視放線の位置関係を示すtractography
A：鈎状束（黄）の背側部を通過した下後頭前頭束（青）が前交連（ピンク）の外側を走行していることが理解できる．下後頭前頭束は視放線（緑）の外側を走行しているのが理解できる．
B：前交連（ピンク）が視放線（青）の外側を走行していることが理解できる．なお，このtractographyではMeyer loopは描出されていない．

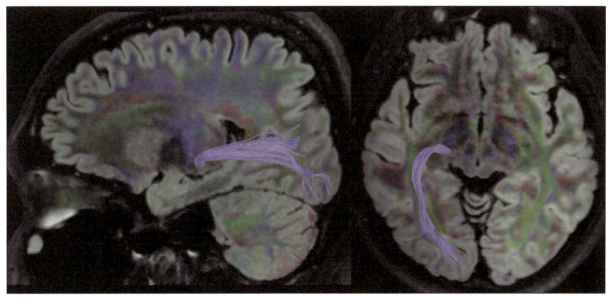

図8 視放線のtractography
この図ではMeyer loopは描出されていない．

向きを変えて下角外側壁を通過し，さらに後方では三角部外側部でsagittal stratumを下後頭前頭束とともに形成して，後頭葉の鳥距溝のinferior lipに至る．Meyer loopと側脳室下角前端部との関係は，Meyer loopが下角前端部より4mm程度前方にあるという報告など報告によって異なっているのが現状である．Central bundleは側脳室下角の上から側壁に沿って後方に走行し側脳室後角の外側から鳥距溝のinferiorおよびsuperior lipに至る．Posterior bundleは外側膝状体から出てそ

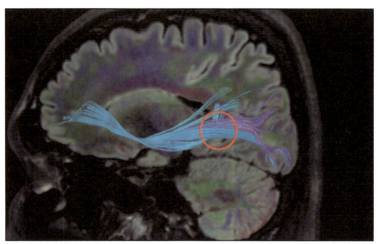

図9 視放線と下後頭前頭束のtractography
視放線（紫）と下後頭前頭束（青）が重なり合って，側脳室三角部でsagittal stratum（丸印）を形成していることが理解できる．

のまま後方に向かって三角部の上壁を通過して鳥距溝のsuperior lipに至る．

なお，視放線の線維は側脳室下角・三角部の内部から観察すると上衣と壁板（tapetum，脳梁膨大部を通過する脳梁交連線維で側頭葉に向かう線維からなる）の直下を走行しているのが確認できる．

8. 内包（internal capsule），放線冠（corona radiata），錐体路（pyramidal tract）

大脳皮質と下位脳内中枢や脊髄と連結する線維が投射線維であるが，その全ての投射線維は尾状核とレンズ核，あるいは視床とレンズ核との間に存在する内包を通過する．内包線維は上方に向かい扇状に広がる放線冠を形成する．中心前回あるいは運動前野からの運動性線維は皮質脊髄路となって錐体路を形成し内包後脚から大脳脚，さらに橋底部から延髄錐体を経由し脊髄に至る（図10）．

Lateral approachによる白質解剖の実際とその手順

Lateral approachによる白質解剖は基本的にTüreらの報告に基づいて行う[1]．左大脳半球の外側方からの白質線維束の剖出について順次解説する．

1. 弓状線維（arcuate fiber，U-fiber）の剖出

木製スパーテルを用いて，各脳溝の底部から脳回の山頂部に向かって，弓状線維を残すように灰白質のみを除去することを基本動作とする（図11）．まず，上側頭溝の底部の灰白質を上および中側頭回に向かって除去しながら弓状線維を剖出する（図12）．次に下側頭溝から灰白質を除去しながら，側頭葉外側面の灰白質を全て除去して弓状線維のみの状態とする．次に，外側溝周辺部の弁蓋部を側頭弁蓋，前頭頭頂弁蓋，前頭眼窩弁蓋の順で灰白質を除去し，次第に周辺部に向かって大脳半球外側面全体の灰白質を除去する．

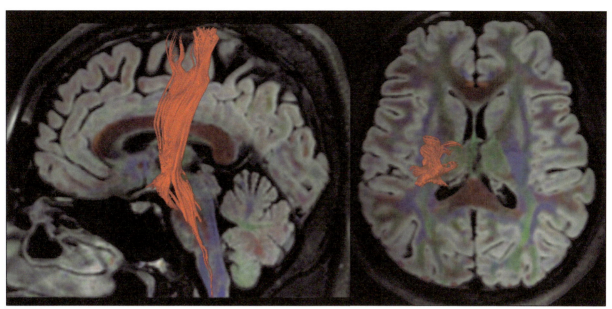

図10 錐体路のtractography

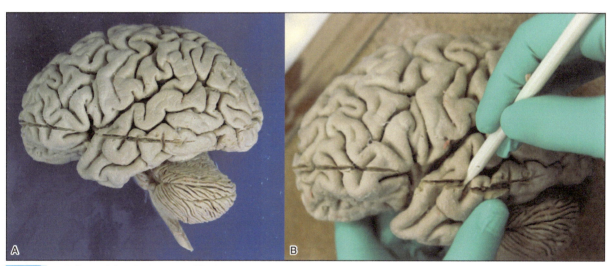

図11 大脳半球外側面（A）と灰白質の除去
Klingler法によって前処理された脳標本を用いたfiber dissectionを始める前に，脳表面の血管やくも膜を完全に除去しておく必要がある．灰白質の除去には木製スパーテルを用いて脳溝の底部から脳回の頂上に向かって灰白質をすくい取るように除去して脳弓線維のみを残す．灰白質の除去は上側頭溝周辺から開始し外側溝周囲に沿って進めていき，次第に周辺部に向かう．この作業を丁寧に時間をかけて行うことが，後の目的とする白質線維束の剖出に役立つのである．

いったん脳回の灰白質を除去したら，再度脳溝に残存した灰白質を丁寧に除去する．最終的に大脳半球は残存した弓状線維で"舞茸"のような状態となる**（図13）**．この作業を十分に時間をとって丁寧に行うことが，後の連合線維束の剖出がうまくいくためのコツである．

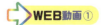

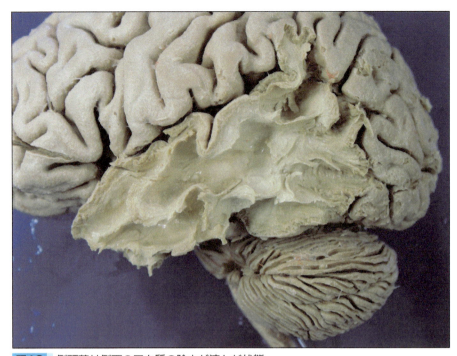

図12 側頭葉外側面の灰白質の除去が済んだ状態
脳溝の底部には連合線維束が走行するので，灰白質のみ丁寧に除去して弓状線維のみの状態にする．白質線維は白色で光沢を呈する．

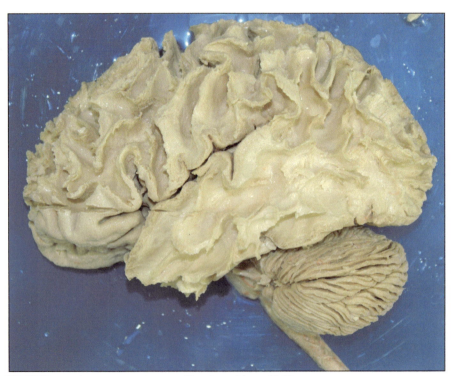

図13 大脳半球外側面全体の灰白質の除去が済んだ状態
大脳半球外側面は弓状線維のみとなり，"舞茸"のような状態となる．

2. 下縦束（inferior longitudinal fasciculus）と上縦束（superior longitudinal fasciculus）／弓状束（arcuate fasciculus）の剖出

下縦束は前方部では鉤状束と近接して走行し，後方部では下後頭前頭束や視放線の下方部分に近接して走行しているため，Klingler法での全剖出は困難であるとされる[4]．中側頭回近傍を水平方向に弓状線維を剥離していくと，側頭葉先端部より後頭葉方向に向かう水平方向に走行する下縦束の線維束が剖出される**（図14A）**．しかしながら，この時点であまり下縦束の剖出にこだわると，下後頭前頭束や視放線を損傷する可能性があり注意する．

上縦束（SLF）は前頭葉—頭頂葉—後頭葉—側頭葉をつなぐ代表的な連合線維束である．SLF I，SLF II，SLF IIIはそれぞれ頭頂連合野と前頭葉とをつなぐ背側線維束群であるが，これらSLF背側成分の正確な剖出はKlingler法では困難である[7]．弓状束は他の上縦束線維の最深部を走行し，上側頭回から縁上回の深部を回り，島上の上境界溝周辺部を通過して中・下前頭回に至り感覚性言語野と運動性言語野を連結する．したがってKlingler法では主に弓状束の剖出を行う．実際の剖出には，後境界溝周囲から上側頭溝にかけての弓状線維を剥離すると，上側頭回と中側頭回後半部に分布する弓状束が露出する**（図14B）**．さらに上境界溝から前境界溝にかけての周辺部の弓状線維を剥離すると，外側溝を取り囲むように走行する弓状束が剖出できる**（図14C）**が，前頭葉の脳回に向かう線維束は前頭葉の脳回の弓状線維と交織するため剖出は困難である．以上より，頭頂葉や前頭葉での上縦束の線維束の剖出には経験と技量が必要であると思われる．**図15**に下縦束と上縦束との位置を示す．

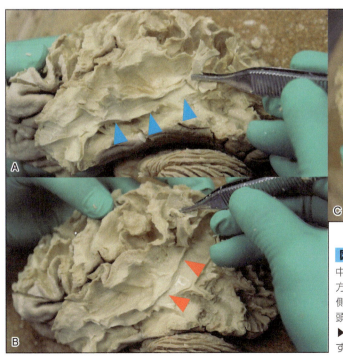

図14 下縦束と上縦束（弓状束）の剖出
中側頭回付近の弓状線維を水平方向に剥離すると側頭葉前方部から後頭葉に向かう下縦束が剖出できる（A，▶）．上側頭回から側頭弁蓋部付近の弓状線維を剥離すると，上側頭回と中側頭回の後部で上縦束（弓状束）が剖出できる（B，▶）．さらに前頭頭頂弁蓋部に沿って弓状束線維を薄く剥離すると，弓状束が前頭葉側に向かって剖出できる（C，▶）．

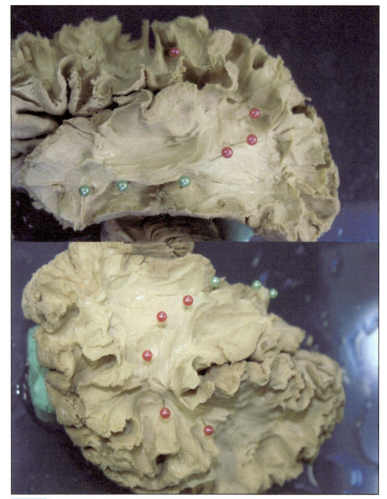

図15 下縦束と上縦束（弓状束）の走行の確認
下縦束の走行を青丸，上縦束（弓状束）の走行を赤丸で示す．下縦束が上縦束の下で側頭葉を水平方向に直線的に走行するのに対して，上縦束（弓状束）は弁蓋部を取り囲むように弧状に走行するのが確認できる．

▶ WEB動画②

3. 鉤状束（uncinate fasciculus）と下後頭前頭束（inferior fronto-occipital fasciculus）の剖出

　島は白質解剖で各種の線維束の剖出における重要なランドマークである．上縦束剖出の時点で，外側溝周辺の弁蓋部（前頭眼窩弁蓋，前頭頭頂弁蓋，および側頭弁蓋）の灰白質は除去されているので，島の観察ができる（図16）．島を取り囲む弁蓋部内側の灰白質を除去すると，さらに島表面の観察が容易となり，弁蓋部と島との移行部である3つの境界溝（前境界溝，上境界溝，後境界溝）によって島が囲まれていることが確認できる（図17）．各弁蓋部を押し広げて島皮質を観察すると，島は島中心溝によって，それより前方の3つの短回と後方の2つの長回からなり，それらの前腹側が扇のかなめとなる島限を形成している．島限は前頭葉眼窩部と側頭葉前方内側部とをつな

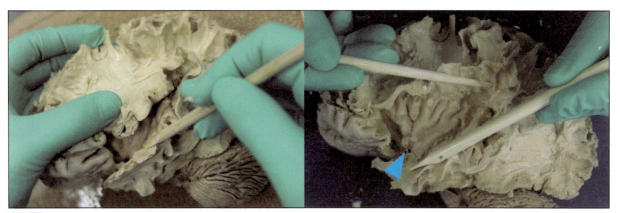

図16 島の観察
3つの弁蓋部の灰白質を除去すると三角形を呈する島全体が視認できる．島表面の島中心溝を挟んで前後5つの島回と前下方で扇の要となるように島限（▶）が観察できる．

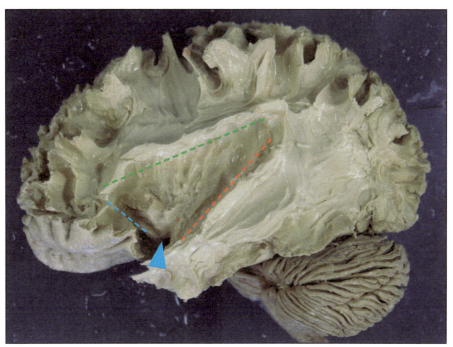

図17 最外包の剖出
島回の灰白質を除去して白質を露出すると最外包が剖出される．弁蓋部の白質と島回との白質は連続しており，最外包が一種の弓状線維であることが理解できる．なおこの時点で，弁蓋部と島との移行部である3つの境界溝である前境界溝（青破線），上境界溝（緑破線），後境界溝（赤破線）と島限（▶）の位置関係をしっかり認識しておくことが，後の白質線維束群の解剖出に役立つ．

いでいることが確認できる．島皮質の灰白質を除去すると最外包が露出する．この最外包の白質は弁蓋部を形成する白質と島皮質下の白質とを連結する弓状線維であることがわかる**（図17）**．

島限周囲の灰白質を注意深く除去していくと，島限部の最外包の白質線維が前頭葉眼窩部と側頭

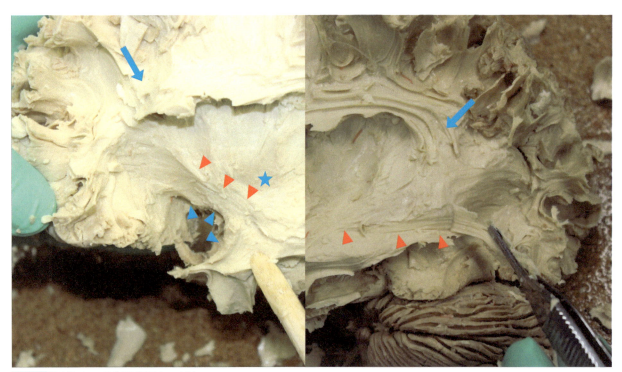

図18 鉤状束と下後頭前頭束の剖出
薄い白質線維である最外包を少しずつ剥離をしていくと薄い褐色を呈する前障（★）が見えてくる．島限周辺の最外包を丁寧に剥離すると，その島前下方部に前頭葉眼窩部と側頭葉前端部とを連結するＣ字型の鉤状束（青▶）が剖出される．鉤状束のすぐ背側部には下後頭前頭束（赤▶）が剖出される．前頭葉部の上縦束（弓状束）と側頭葉部の弓状束（➡）を除去すると，それぞれ扇状に放散しながら前頭葉および後頭葉に分布する下後頭前頭束（赤▶）が剖出される．

葉先端部とを連結するようにＣ字型の鉤状束が剖出される．次に剖出された鉤状束の後方部の島の最外包を丁寧に剥離すると，下後頭前頭束の線維束が鉤状束の後方に接する形で剖出される（**図18**）．この部分では最外包直下で前障も露出するので，茶色の色調を呈する前障も除去すると島前下方を走行する下後頭前頭束が剖出する．ただし，この部分では下後頭前頭束は最も狭い部分であることを認識し，下後頭前頭束は前方では前頭葉方向に，後方は後頭葉に向かって，それぞれ扇状に分布していることをイメージする．下後頭前頭束は島以外の部分は上縦束の下を通過するので，島の前境界溝部分に相当する前頭眼窩弁蓋の弓状線維を除去するとともに上縦束（弓状束）の線維

も除去すると，前頭葉側の鉤状束と下後頭前頭束の前頭葉側の終点が露出する（**図19**）．さらに側頭葉側の上縦束（弓状束）を剥離すると，その下に後頭葉方向に向かう下後頭前頭束が剖出される．この扇状の下後頭前頭束の後方部の線維束が，側脳室三角部外側壁部で視放線とともに sagittal stratum を形成するのが理解できる．この時点で前障の後方部分を形成する薄い灰白質と外包を除去すると，被殻が露出するとともに鉤状束と下後頭前頭束の全貌が観察できる．

▶ WEB動画③

4. 内包（internal capsule）と前交連（anterior commissure）の剖出

前頭葉部および頭頂葉部に残存した上縦束を除

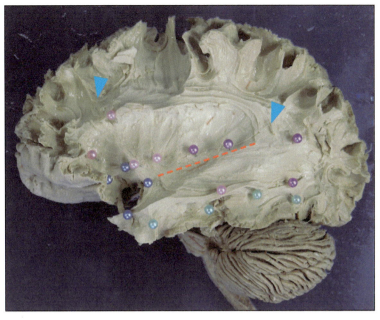

図19 鉤状束と下後頭前頭束の全貌

鉤状束（青丸）と下後頭前頭束（ピンクと紫丸）との位置関係を確認する．下後頭前頭束は前頭葉前方部で扇方に放散した後，一端島限部で収束し，再び島後下方を扇状に広がりながら後頭葉に向かうことが確認できる．後境界溝（赤破線）と下後頭前頭束との位置関係を確認されたい．また下後頭前頭束が前頭葉前方部と側頭葉後方部では上縦束の下を走行していることも確認できる（▶）．下縦束（空色丸）．

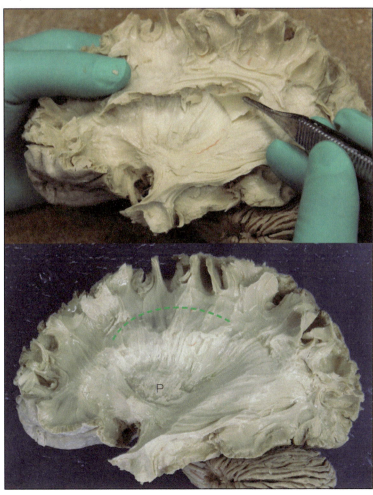

図20 被殻と放線冠の剖出

外包を除去するとスポンジ状の被殻（P）が露出される．被殻の前下方部分は鉤状束と下後頭前頭束の下に存在していることがわかる．残存している上縦束を除去し，前頭葉や頭頂葉の弓状線維を大脳半球周辺方向に向かって剥離すると放線冠（緑破線）が露出される．なお，放線冠の末梢側は脳梁交連線維と交織するため判然としなくなる．

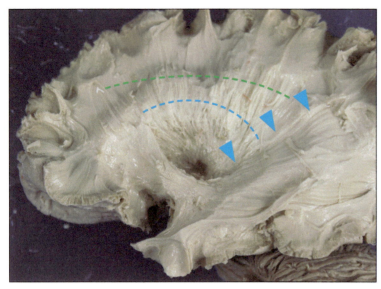

図21 内包の剖出

被殻を除去していくと内包線維（青破線）が剖出される．内包線維が放線冠（緑破線）と連続性を有することが理解できる．下後頭前頭束の後頭葉部部分を薄く剥離すると，その下の線維が内包のレンズ核後部を走行する視放線の一部（▶）であることが理解できる．

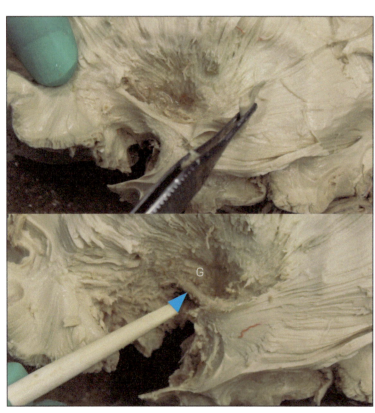

図22 前交連の剖出

前下方に残存するレンズ核を除去するために，鉤状束と下後頭前頭束を除去する．被殻を除去した後，硬度の違う淡蒼球（G）を除去していくと前上方から後下方に向かって走行する前交連（▶）が剖出される．前交連の側頭葉での線維は視放線のMeyer loopに直行する方向で上にかぶさるように分布しているので，後のMeyer loopの剖出のためにも前交連の剖出は重要である．

去し，大脳半球外側周辺部の弓状線維を周辺方向に向かって除去すると放線冠の線維が剖出される（図20）．ただし放線冠線維は半球外側面に向かうにつれて脳梁交連線維と交織するので，周辺部では放射状の線維は不明瞭となる．さらに，スポンジ状の被殻の周辺部を除去すると，内包の線維が露出し放線冠と連続することが確認できる（図21）．

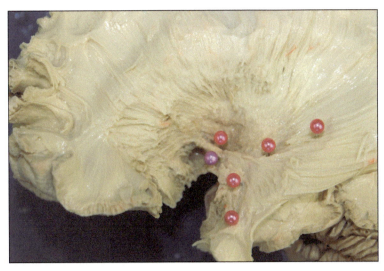

図23 前交連線維の分布
前交連の線維は側頭葉部分でかなり広く扇状に放散するのが確認できる.

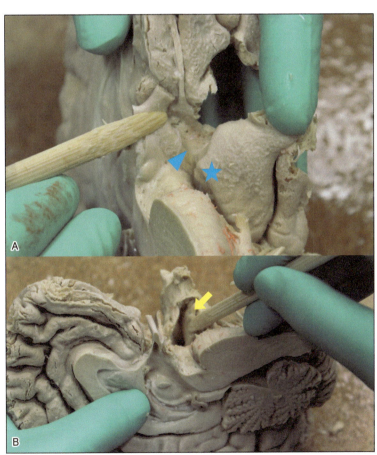

図24 大脳半球下面の観察と側脳室下角前方部の開放
内側嗅条と外側嗅条に囲まれた前有孔質を確認する. 前有孔質の後方部を鉤(uncus)から斜め前方に終板傍回方向に向かうBrocaの対角帯が透視できる(A, ▶). 鉤の前半部分(★)の灰白質を取り除くと扁桃体が露出するので,摘出すると側脳室下角前方部が開放され,海馬の頭部(B, ➡)が見える.

被殻の前下方部を除去していくと,被殻よりやや硬い淡蒼球が露出するので,これを注意深く摘出していくとともに,鉤状束と下後頭前頭束を剥離除去していくと,残存した淡蒼球の腹側から後やや下方向に側頭葉に向かう前交連が剖出される**(図22)**. 索状の前交連は側頭葉部でかなり大き

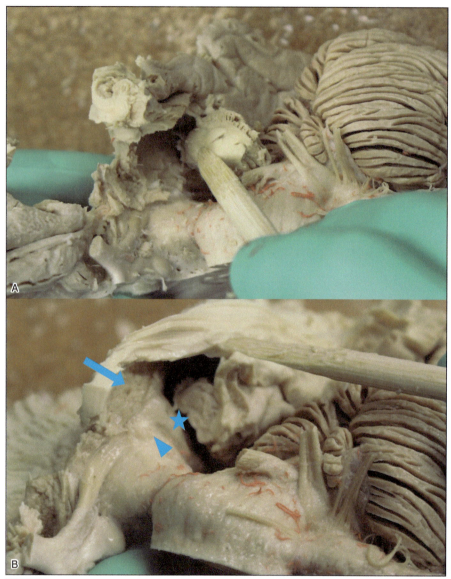

図25 海馬体の摘出
海馬体は側頭葉内側部で脈絡裂と側副溝との間で側脳室下角内に突出した構造物である（A）．脈絡裂を開放し，海馬体を側副溝に向かって剥離し遊離した状態として海馬の体部で切断すると，海馬体が摘出されて下角の上壁が観察できる（B，➡）．さらに視索，外側膝状体（▶），視床枕（★）が確認できる．

く前後方向に扇状に放散するのが確認できる**（図23）**．

WEB動画④

5．海馬体の摘出と側脳室下角の開放

　ここでいったん，大脳半球下面を観察する．嗅索を中枢側にたどると内側と外側嗅条に囲まれた前有孔質が認められる．側頭葉内側の鉤から前有孔質の後方を斜め前方に横切って終板傍回に向かうBrocaの対角帯が前有孔質表面直下を走行する索状物として視認できる**（図24A）**．鉤の前半

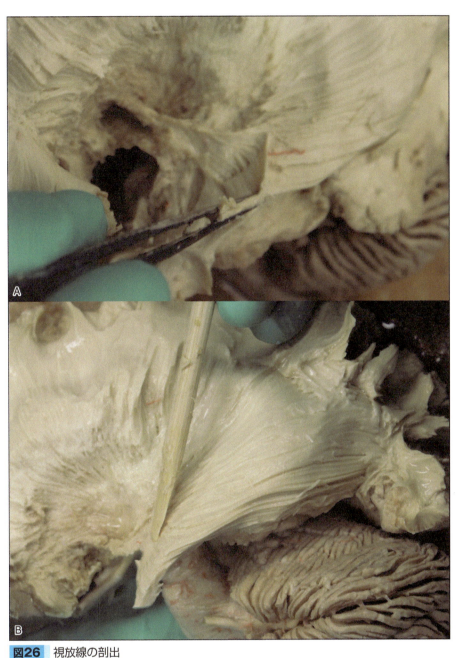

図26 視放線の剖出
前交連の側頭葉部分の線維束を剥離していくと（A），開放された側脳室下角の上壁から側壁に向かってloopを描くように，後頭葉側に向かって走行するMeyer loopが剖出される（B）．

部分の皮質を摘出して側脳室下角の前端部分を開放すると，下角の先端部上壁から突出する灰白質である扁桃と，下角の内側壁から突出する海馬頭が観察できる**（図24B）**．側頭葉内側面を観察して，海馬傍回とその上方部分である海馬台をスパーテルで下方に引き下げると，歯状回と海馬采，さらに脈絡裂が観察されるので，この脈絡裂を開放して内部の脈絡叢を摘除する．海馬頭部と海馬

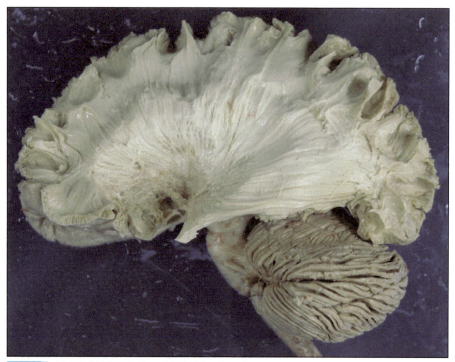

図27 大脳半球外側面からの白質解剖の終了時の全景
放射状に広がる放線冠に連続する内包が確認できる．側頭葉前方部で"ひさし状"となったMeyer loopと，ほぼ水平方向に後頭葉方向に向かうMeyer loop以外の視放線線維束が確認できる．

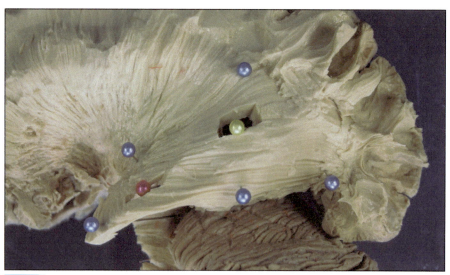

図28 視放線と側脳室との位置関係
大脳半球外側面から側頭室下角（赤丸）と三角部（黄丸）にそれぞれ小窓を作成すると，視放線のMeyer loopが下角上壁を回って外側壁を走行するのが理解できる．その他の視放線線維は三角部の外側壁を水平方向に走行しsagittal stratumを形成するのが理解できる．

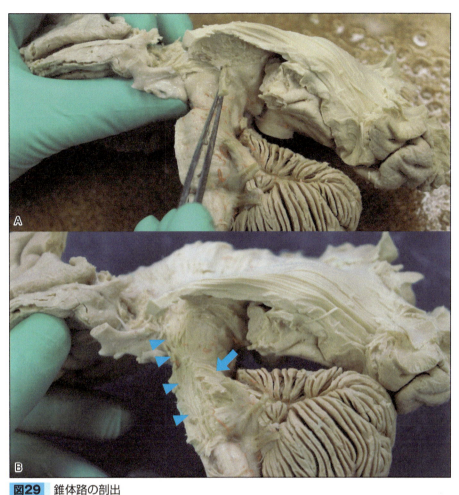

図29 錐体路の剖出
視索を除去すると内包の線維が大脳脚に続くのが確認できる（A）．大脳脚表面を剥離し，さらに脳橋の横橋線維（B，➡）を除去すると延髄錐体に向かう錐体路線維（B，▶）が剖出される．

体部を側副隆起から剥離しながら側副溝まで切離し，海馬体部で切断すると脈絡裂と側副溝の間で海馬体として摘出することができる**（図25A）**（詳細は5章④を参照のこと）．

この作業によって，側脳室下角の上壁を観察し得る．また視索に続く外側膝状体と視床枕まで確認できる．側脳室下角の上壁の脳室上衣の下には外側膝状体からのMeyer loopが走行しているので，次のstepである視放線の剖出に役立つのである**（図25B）**．

▶WEB動画⑤

6．視放線（optic radiation）の剖出

開放された側脳室下角から下角の前上壁と外側壁とを観察しながら，それらの位置を側頭葉の脳表面側から推測する．視放線は側脳室下角・三角部の上壁から外側壁を形成するように走行するからである．次に剖出した前交連を切断して，側頭葉に向かう線維を剥離すると前交連線維束の直下に，それとは垂直方向に走行するMeyer loopが剖出される**（図26）**．その線維束は下角上壁の先端部付近で内側から外下方側に向かうloopを形成し"ひさし"のような形態をとり，さらに後

頭葉方向に向かって走行しているのが確認できる．残存している下後頭前頭束を慎重に剥離除去すると，loopを形成しないMeyer loop以外の視放線線維束が，後方に走行して鳥距溝に向かうのが確認できる **(図27)**．

実際には視放線のMeyer loop以外の線維束は，下後頭前頭束と重なるように走行するため区別が付きにくい．脳表外側に側脳室の下角部と三角部に開口部を作成すると視放線と脳室との位置関係がわかる．また三角部外側壁で視放線線維がsagittal stratumの形成に関与していることも理解できる **(図28)**．

7. 内包（internal capsule），放線冠（corona radiata），皮質脊髄路（cortico-spinal tract）の剖出

最後は投射線維である内包・放線冠・錐体路の剖出である．すでに前述の作業で内包と放線冠の線維は剖出されている．中脳外側部で視索と外側膝状体を摘出し大脳脚の外側を削開すると内包につながる投射線維（錐体路）が剖出される．さらに脳橋部で横橋線維を除去すると錐体に向かう皮質脊髄路の線維が剖出できる．以上で，大脳半球のlateral approachによる白質線維束の剖出過程が終了する **(図29)**．

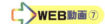

引用・参考文献

1) Türe A, Yaşargil MG, Friedman AH, et al : Fiber dissection technique : Lateral aspect of the brain. Neurosurgery 47 : 417-27, 2000
2) Türe A, Yaşargil MG, Pait TG : Is there a superior occipitofrontal fasciculus? A microsurgical anatomic study. Neurosurgery 40 : 1226-32, 1997
3) Maldonado IL, de Champfleur NM, Velut S, et al : Evidence of a middle longitudinal fasciculus in the human brain from fiber dissection. J Anat 223 : 38-45, 2013
4) Catani M, Jones DK, Donato R, et al : Occipito-temporal connections in the human brain. Brain 126 : 2093-107, 2003
5) Petrides M, Pandya DN : Projections to the frontal cortex from the posterior parietal region in the rhesus monkey. J Comp Neurol 228 : 105-16, 1984
6) Makris N, Kennedy DN, McInernery S, et al : Segmentation of subcomponents within the superior longitudinal fascicle in humans : a quantitative, in vivo, DT-MRI study. Cereb Cortex 15 : 854-69, 2005
7) Maldonado IL, Mandonnet E, Duffau H : Dorsal fronto-parietal connections of the human brain : A fiber dissection study of their composition and anatomical relationships. Anat Rec (Hoboken) 295 : 187-95, 2012
8) Von Der Heide RJ, Skipper LM, Klobusicky E, et al : Dissecting the uncinate fasciculus: disorders, controversies and a hypothesis. Brain 136 : 1692-707, 2013
9) Martino J, Brogna C, Robles SG, et al : Anatomic dissection of the inferior fronto-occipital fasciculus revisited in the lights of brain stimulation data. Cortex 46 : 691-9, 2010
10) Sarubbo S, De Benedictis A, Maldonado IL, et al : Frontal terminations for the inferior fronto-occipital fascicle : anatomical dissection, DTI study and functional considerations on a multi-component bundle. Brain Struct Funct 218 : 21-37, 2013
11) Peltier J, Verclytte S, Delmaire C, et al : Micosurgical anatomy of the anterior commissure : correlations with diffusion tensor imaging fiber tracking and clinical relevance. Neurosurgery 69 (ONS Suppl 2) : ons 241-7, 2011
12) Párraga RG, Ribas GC, Welling LC, et al : Microsurgical anatomy of the optic radiation and related fibers in 3-dimensional images. Neurosurgery 71 (ONS Suppl 1) 160-72, 2012
13) Mandelstam SA : Challenges of the anatomy and diffusion tensor tractography of the Meyer loop. AJNS Am J Neuroradiol 33 : 1204-10, 2012
14) Sincoff EH, Tan Y, Abdulrauf SI : White matter fiber dissection of the optic radiations of the temporal lobe and implications for surgical approaches to the temporal horn. J Neurosurg 101 : 739-46, 2014

第5章 大脳白質解剖基本編

4 大脳半球内側面からの白質 fiber dissection technique

Medial approach

森 健太郎　もりけんたろう
防衛医科大学校
脳神経外科学講座

はじめに

Klingler法で処理した大脳半球の内側面からの白質線維の剖出は，基本的にYaşargil & Türeらの方法[1]に基づいて行う．

Medial approachによる解剖で対象となる主な白質線維束について列挙する．

- 弓状線維（arcuate fiber，U-fiber）
- 帯状束（cingulum bundle，＝角束〔angular bundle〕）
- 脳梁交連線維（callosal fiber）／小鉗子（minor forceps）／大鉗子（major forceps）
- 脳弓（fornix）
- 視床脚（視床放線）（thalamic peduncle〔thalamic radiation〕）
- 乳頭体視床路（mammillothalamic tract）

図1にmedial approachによる解剖出予定の白質線維束群のtractographyを提示する．

実際の白質線維束のfiber dissectionは，木製スパーテルを用いて灰白質を除去したり弓状線維を除去して目的とする線維束を剖出するのであるが，剖出の基本的な手技は目的とする神経線維束に沿ってスパーテルを動かすことである．神経線維束と直行するようにむやみに剥離する作業は，目的とする線維束を容易に失うからである．したがって対象となる主な白質線維束の起点・終点と走行，他の神経線維束との位置関係を理解してからでないと白質解剖はできない．Medial approachによる解剖で対象となる主な白質線維束について概説するが，正確な走行・分布などには異論もあり詳しくは成書を参考にされたい．

一方，medial approachによるfiber dissectionでは海馬体（hippocampal formation）が各白質線維束の剖出，特に視放線の剖出に重要なランドマーク構造物となるため，海馬体の解剖を理解することが鍵となるので，その解剖についてもまず付記した．

Medial approachによるfiber dissectionでランドマーク構造物となる側頭葉内側面，海馬（hippocampus），扁桃体（amygdala）の解剖

側頭葉内側面には帯状回峡部から連なる海馬傍回（parahippocampal gyrus）が側副溝（collateral sulcus）と海馬溝（hippocampal sulcus）の間に存在し，海馬傍回前方部は内側後方に突出して鉤（uncus）を形成する．海馬溝は鉤溝（uncal sulcus）に連なり，側副溝は嗅脳溝（rhinal sulcus）に連なる．側副溝は側脳室下角の側副隆

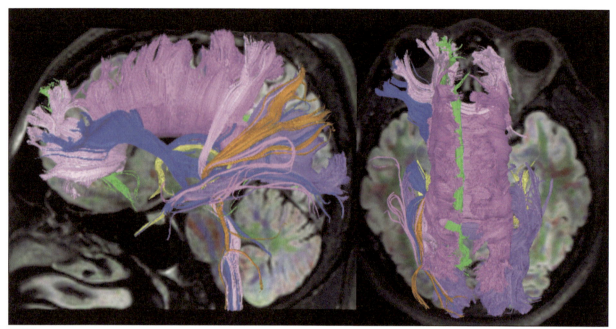

図1 Medial approachによる解剖出予定の白質線維束群のtractography

起に一致する．鉤にはテント切痕による圧迫痕である鉤切痕（uncal notch）がしばしば認められる．鉤表面には小さな隆起，すなわち前方から半月回（semilunar gyrus），迂回回（ambient gyrus），鉤状回（uncinate gyrus），Giacomini帯（band of Giacomini），辺縁内回（intralimbic gyrus）をそれぞれ認める．海馬傍回の上方部分は平坦な海馬台（subiculum）を形成している．

海馬は側脳室下角の内側下壁に隆起した構造物であり，アンモン角（Ammon's horn）と歯状回（dentate gyrus）からなる．海馬体（hippocampal formation）は海馬と海馬采（fimbria）と海馬台からなる．海馬体は冠状面からは側副溝と脈絡裂との間に挟まれた側脳室下角の隆起物と理解できる（**図2**）．海馬は前方から頭部（hippocampal head〔HH〕＝海馬足〔pes hippocampi〕），体部（hippocampal body〔HB〕），尾部（hippocampal tail）からなる．

アンモン角の側頭葉下角内の表面では光沢をもった白板で覆われている．頭部は鉤の後方部分に位置している．尾部の後方（半球内側面からは歯状回後方端として視認できる部分）は脳弓から離れて脳梁膨大部の下でへばりつくように小帯回（fasciolar gyrus）となり，さらに脳梁上面に至って灰白層（indusium griseum）と内側および外側縦条（medial and lateral longitudinal striae）に連なる．側頭葉内側から観察すると，海馬台の上を海馬溝が走行しており，それに沿うように歯状回を認める．歯状回はその名のとおり小さな歯が並んだような形態を示しており，margodenticulateとも呼ばれている．歯状回の上には白い紐状物として鉤の後端から後方上方部に走行する海馬采が確認でき，その上縁に沿って脈絡裂が存在しており，その裂から側脳室下角内の脈絡叢を観察し得る．なお，脈絡裂前端部は前脈絡動脈（anterior choroidal artery）が脈絡叢に

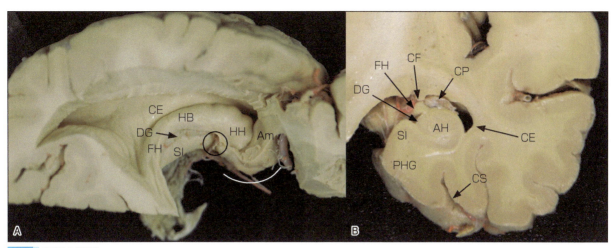

図2 海馬の解剖
A：側脳室下角の上壁を取り除き海馬を上から見た様子である．
Am＝扁桃体，HH＝海馬頭部，HB＝海馬体部，FH＝海馬采，CE＝側副隆起．弧状は鉤を示し，丸印はinferior choroidal pointを示している．
B：アンモン角を含む部位の側頭葉の冠状断である．
AH＝アンモン角，PHG＝海馬傍回，SI＝海馬台，CE＝側副隆起，CS＝側副溝．
（写真提供：防衛医科大学校解剖学講座・小林靖先生）

入る箇所であり，inferior choroidal pointと呼ばれている．

扁桃体は側脳室下角の先端部の上壁でアーモンド状の灰白質構造物であり，下角内に隆起して海馬頭の前方部分を上から覆うように存在している．鉤の前方部直下に扁桃体が存在している．図2に側脳室下角の上壁を取り除き海馬を上から見た様子と側頭葉の冠状断での海馬の構造を提示する．なお，側頭葉内側面は図11も参考にされたい．

Medial approachで剖出対象となる白質線維束の解剖

1．弓状線維（arcuate fiber）

弓状線維は大脳半球の隣接する脳回同士を連結する最小単位の連合線維であり，その形状からU-fiberとも呼ばれている．

2．帯状束（cingulum bundle）

帯状回は脳梁吻部の下部に位置する梁下野（subcallosal area）から脳梁の背側部に沿って後方に進み，脳梁膨大部の直下にある帯状狭回（isthmus）を介して海馬傍回（parahippocampal gyrus）に至る．図3に帯状束のtractographyを提示する．帯状束は帯状回と海馬傍回の下の白質として前頭葉，頭頂葉，側頭葉を連結する大脳半球内側面の代表的連合線維である．帯状回は実際には1つの線維束成分から構成されているのではなく，いくつかの短いあるいは長い連合線維からなり，その一部は視床核からの線維束も含まれている[2]．現在，diffusion tensor imagingの研究から帯状束は3つ[3]あるいは5つの線維束成分に分類されている[4]．例えば，Jonesら[3]は帯状束をsubgenual，retrosplenial，parahippocampalの3成分に分類している．Subgenual成分は梁下野と頭頂葉とを連結し，retrosplenial成分は主に

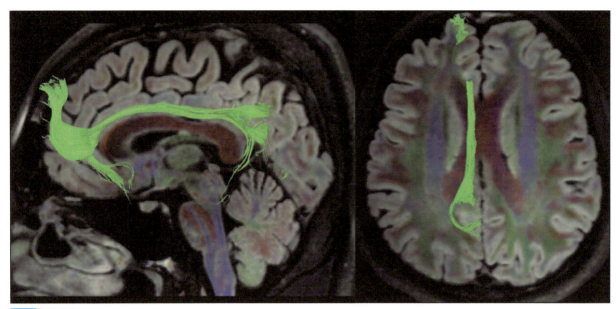

図3 帯状束のtractography

帯状束の前方部と後方部を連結しており，parahippocampal成分（parahippocampal cingulum）は側頭葉内側部と頭頂葉や後頭葉とを連結しているという．そして帯状回から海馬傍回にまで至る長い線維束は，帯状束のごく一部にとどまるという[3]．

3. 脳梁交連線維（callosal fiber），小鉗子（minor forceps），大鉗子（major forceps）

脳梁（corpus callosum）は，左右の大脳半球を結合する最大の白質線維塊であり代表的な交連線維束である．図4に脳梁交連線維のtractographyを提示する．前下方から吻部（rostrum），膝部（genu），体部（body），峡部（isthmus），膨大部（splenium）からなる．脳梁の矢状面中央のtopographyはWitelsonの分類が知られている[5]．Witelson Ⅰは脳梁前方部1/3部分であり前頭前野，運動前野，補足運動野からの線維を受けており，Witelson Ⅱは脳梁中央部前方であり運動野からの線維を受け，Witelson Ⅲは脳梁中央部後方であり感覚野の線維を受け，Witelson Ⅳは脳梁狭部であり頭頂葉後部と側頭葉上部からの線維を受け，Witelson Ⅴは脳梁膨大部であり後頭葉と側頭葉下部からの線維を受けているという．ヒトのtractographyを用いた場合の脳梁のtopographyはWitelson分類とはやや異なっているという[6]．脳梁交連線維は左右のすべての脳葉をつないでいる．膝部を通過して前頭葉に向かう交連線維束は小鉗子，膨大部を通過して後頭葉に向かう交連線維束は大鉗子と呼ばれる．脳梁膨大部を通過する交連線維の一部は側脳室後角に沿って急に下降して側脳室後角から下角の上外側壁で壁版（tapetum）を形成する（図4）．図5に帯状束と脳梁交連線維束との関係をtractographyで提示する．

4. 脳弓（fornix）

脳弓は海馬采が脳梁膨大部の下で海馬尾部から離れて脳弓脚（crus of fornix）となり，視床上

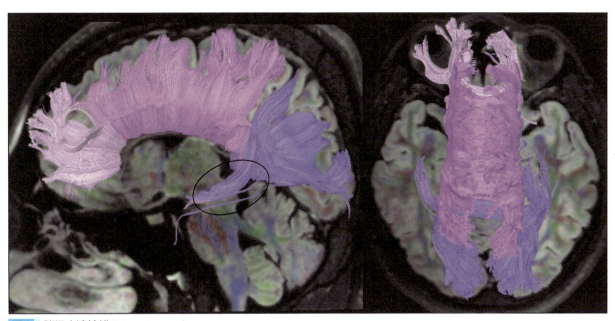

図4 脳梁交連線維のtractography
脳梁膨大部を通過する脳梁交連線維（紫）は側脳室後角から下角の上外側を通過して壁版を形成している（丸印）．

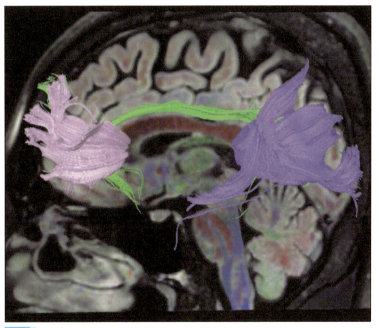

図5 帯状束と脳梁交連線維束との位置関係を示すtractography
脳梁交連線維束の脳梁体部を通過する線維を除いてある．

縁に沿って前方に走行して脳弓体（body of fornix）となり，Monro孔前縁に沿って脳弓柱（column of fornix）となって視床下部を下後方に走行して乳頭体に至る．なお，脳梁膨大部下面での左右の脳弓脚部分は脳弓交連（commissure of fornix）にて連結されている．図6に左右脳弓の

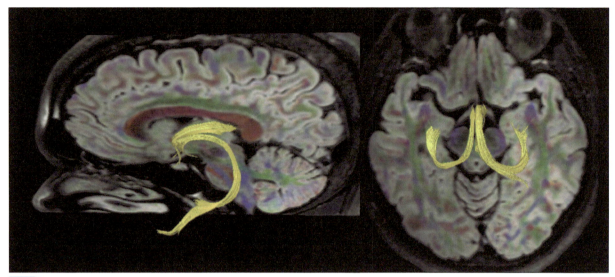

図6 脳弓のtractography

tractographyを提示する．脳弓柱はMonro孔部分において，大脳半球内側面では露出しているが（free part），その後視床下部外側壁内を走行する部分は隠れている（hidden part）．

5. 視床放線（thalamic radiation）

視床放線は視床脚（thalamic peduncle）とも呼ばれ，各視床核と大脳皮質とを両方向性に連結する線維束である．視床放線の線維は内包の大部分を占めている．視床放線は前視床放線，上視床放線，後視床放線，下視床放線の4つに分類される．前視床放線は内包前脚を通過して主に前頭葉と帯状回とに向かう線維束である．上視床放線は内包後脚を通過して前頭葉と頭頂葉に向かう線維束である．後視床放線は内包後方部を通過して視放線を含み，下視床放線は内包レンズ核下部を通過して聴放線を含む線維束である．図7に視床放線のtractographyを提示する．ただしMeyer loopは外側膝状体を出た後，内包レンズ核下部を通過してloopを描いて（temporal loop）から内包後方部を通過するようである[7]．

6. 乳頭体視床路（mammillothalamic tract）

Papez回路（Papez's circle）は海馬から海馬への神経回路である．海馬，海馬采，脳弓，乳頭体，乳頭体視床路，視床前核，帯状回，帯状束，海馬傍回，海馬の回路である．乳頭体視床路（Vicqd'Azyr束）は視床の中に存在して，乳頭体と視床前核とをつなぐ白質線維束でありPapez回路の一部である．

Medial approachによる白質解剖の実際とその手順

基本的な手順はYaşargil & Türeの大脳半球内側面からのfiber dissection techniqueに準じている[1]．右大脳半球の白質線維束の剖出の手順を順次説明する．

1. 帯状束（cingulum bundle）の剖出

大脳半球内側面を観察し，帯状回を確認する．帯状回は脳梁溝と帯状溝に挟まれるように，脳梁

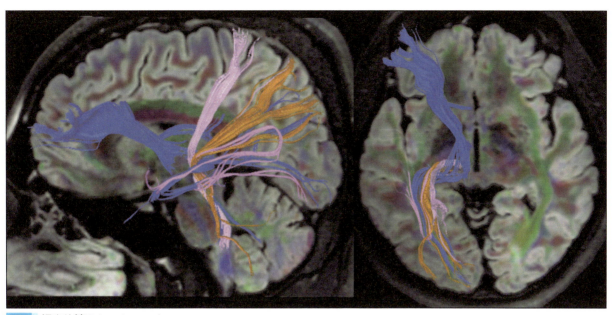

図7 視床放線のtractography
前視床放線（青），上視床放線（桜色），後視床放線（山吹色），下視床放線（ピンク色）

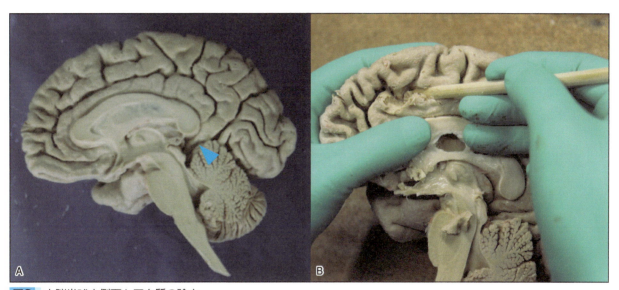

図8 大脳半球内側面と灰白質の除去
大脳半球の内側面を観察し，帯状回が脳梁膨大部の下で帯状回峡部（▶）に移行することを観察する（A）．帯状溝から峡部にかけて木製スパーテルを用いて灰白質を除去し，弓状線維を剖出する（B）．さらに周辺の前頭葉・頭頂葉・後頭葉内側面の灰白質を除去する．

吻の下の梁下野から脳梁の背側部に沿って後方に進み，脳梁膨大部の直下にある帯状狭回を介して海馬傍回に至るのが確認できる**（図8A）**．帯状溝前方から後方に向かって，木製スパーテルを用いて，帯状回と上前頭回とさらに頭頂葉の灰白質を除去し弓状線維を剖出する**（図8B）**．脳梁溝内部を確認すると，脳梁の上表面には薄い灰白質である脳梁灰白質と内・外側縦条が確認できる．

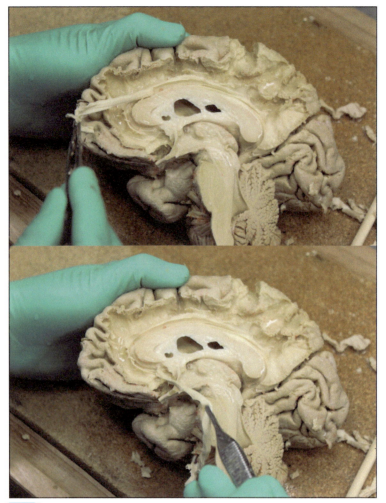

図9 帯状束の剖出
脳梁周辺部白質を剥離すると，脳梁に沿って後方は脳梁峡部から前方は脳梁下野に向かう長い帯状束が剖出される．

脳梁溝内部で帯状回の灰白質を除去すると，帯状回の灰白質を前後方向に走行する帯状束が剖出される．帯状束を脳梁膨大部の上あたりで剥離すると帯状束線維が脳梁に沿って梁下野まで連続的に剥離できる**（図9，図10A）**．

ここで，大脳半球内側部からの観察を容易にするため，中脳を上丘のレベルで切断する．すると，脳梁膨大部の直下に帯状回が細くなり帯状狭回となり，さらに側頭葉内側部で海馬傍回が観察される．海馬傍回は海馬溝によって境界され，海馬傍回の前端部には鉤が確認できる．海馬傍回の内側上部分である海馬台をスパーテルで下方に圧迫すると歯状回，海馬采と脈絡裂が視認できる．鉤は前方部から後ろに向かって半月回，迂回回，鉤状回，Giacomini帯，辺縁内回の連続した小丘からなる**（図11）**．海馬傍回の皮質を除去すると直下に帯状束の一部である白質連合線維であるparahippocampal cingulumが剖出される**（図**

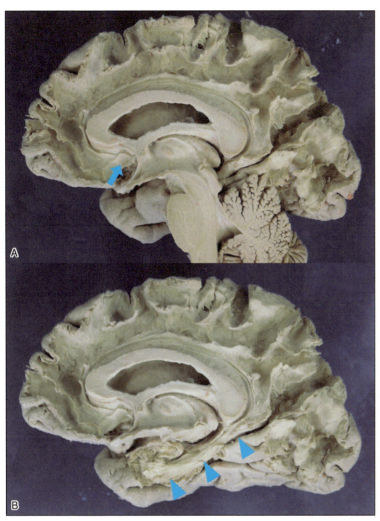

図10 帯状束のparahippocampal cingulum部分の剖出

帯状回峡部から梁下野に及ぶ帯状束（➡）が観察できる（A）．側頭葉の観察を容易にするため，中脳を上丘のレベルで切断して海馬傍回と鉤を内側面から観察して，これらの灰白質を除去すると峡部の帯状束に連なるようにparahippocampal cingulum（▶）が剖出される（B）．

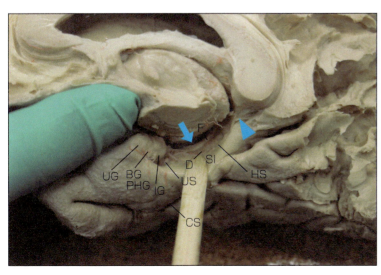

図11 側頭葉内側面の観察

海馬溝（HS）と側副溝（CS）に挟まれた海馬傍回（PHG）上部の海馬台（SI）を木製スパーテルで押し下げると，側頭葉内側面で鉤の後方で，歯状回（D），海馬采（F），脈絡裂（➡）が確認できる．歯状回は後方に向かって脳梁膨大部の下にへばりつくような小帯回（▶）に移行するのが確認できる．海馬溝の延長である鉤溝（US）の上の鉤の後半部分には鉤状回（UG），Giacomini帯（BG），辺縁内回（IG）が確認できる．なお，この写真では鉤前方部は指で隠れている．

第5章 大脳白質解剖基本編

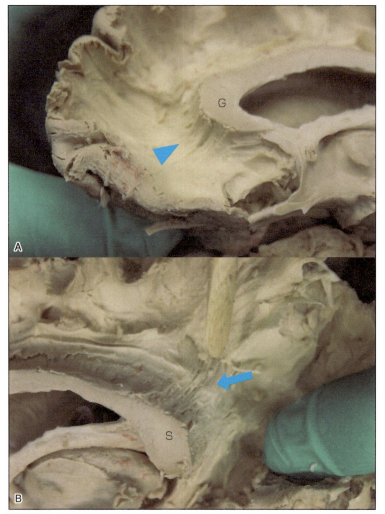

図12 脳梁交連線維の剖出
剖出した帯状束線維を除去し，脳梁断端部の上縁を木製のスパーテルで削ぎ取るように向かうと脳梁交連線維が露出する．脳梁膝部分（G）で同様にして剖出された前頭葉に向かう線維束が小鉗子（▶）であり，脳梁膨大部（S）で剖出された線維束が頭頂葉と後頭葉に向かうのが大鉗子（➡）である．

10B)．さらに鉤表面の灰白質を除去すると扁桃体が露出し，parahippocampal cingulum 線維が扁桃に向かうのが視認できる．Parahippocampal cingulum は，脳梁上の帯状束と連続的に剥離することは困難である．それは parahippocampal cingulum 線維の多くは脳梁膨大部付近から頭頂葉方向に向かうためである．ただし，この頭頂葉への扇状に放散する連合線維束の解剖出は困難と

される[4]．

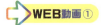

2．脳梁交連線維（callosal fiber）の剖出

　剖出した帯状束線維を除去し，脳梁断端面の上縁を木製のスパーテルで削ぎ取るように上方に向かうと脳梁交連線維が露出する**（図12）**．脳梁膝部分で同様にして剖出された線維束が小鉗子であり，脳梁膨大部で剖出された線維束が大鉗子で

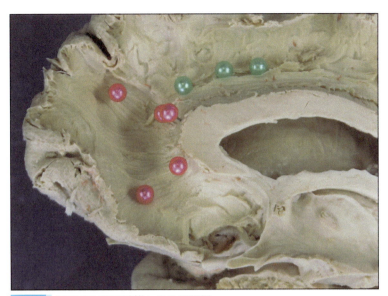

図13 帯状束と脳梁線維との位置関係
脳梁交連線維（赤丸）は帯状束（緑丸）の下で直角方向に大脳半球表面に向かうのが確認できる．

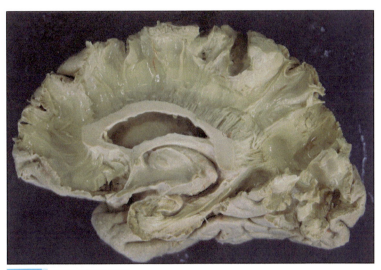

図14 脳梁線維の全貌
脳梁線維は小鉗子から大鉗子に向かって線維束が太くなっているのが確認できる．

ある．脳梁線維は大脳皮質に向かうにしたがって弓状線維と交織するので末梢部までの剖出は困難である．図13に帯状束と脳梁線維との位置関係を提示する．脳梁線維は小鉗子から大鉗子に向かって線維束が太くなっている（図14）．脳梁線維がすべて剖出されたら脳梁を切除して側脳室が良く見えるようにする．

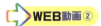 WEB動画②

3. 側頭葉内側面の解剖と海馬 (hippocampus)，脳弓 (fornix)，扁桃体 (amygdala) の剖出

ここで側頭葉内側面を確認する（図11を再度，

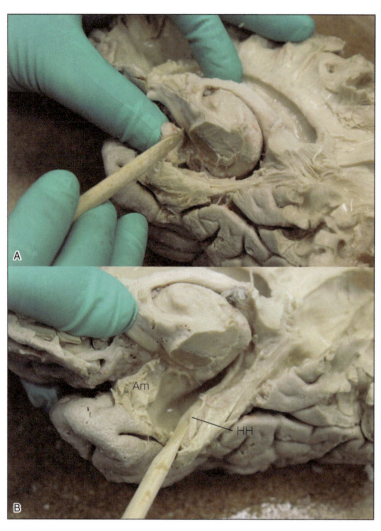

図15 扁桃体と海馬体の剖出
鉤の前方部分は扁桃体に一致しているので鉤前方部の灰白質を除去する（A）．すると側脳室下角の前方部が開放されて下角の前上部から隆起する扁桃体（Am）が確認できる（B）．脈絡裂を開放しスパーテルで海馬頭部（HH）を押し下げると，海馬は白色の白板で覆われているのがわかる．

参照のこと）．海馬傍回の先端内側部の鉤とその表面の5つの小さな突起（半月回，迂回回，鉤状回，Giacomini帯，辺縁内回）を確認する．海馬溝の延長の鉤溝も確認する．海馬傍回の上方部はやや白色を呈する海馬台となっているので，これをスパーテルで下方に牽引すると鉤の後方部に灰白質調を呈する歯状回，白色調を呈する海馬采，および脈絡裂が認められる．海馬采は後上方に向かい脳梁膨大部の下で脳弓脚に移行するのが確認できる．脳弓は視床の上を前方に走行し脳弓体部となり，Monro孔前方部を回って脳弓柱部となって乳頭体に至ることを確認する．

一方，歯状回を後方に追うと，脳梁膨大部下面に移行して小帯回となり，さらに脳梁上面で灰白質に移行するのがわかる．脈絡裂を開放すると側脳室下角内で海馬に付着する脈絡叢があるので，これを除去する．鉤前方部分は扁桃体に相当するので，その半月回部分をスパーテルでえぐるように除去して側脳室下角先端部を開放すると扁桃体と白板で覆われた海馬頭が視認できる**（図15）**．扁桃体は下角先端部上壁から突出し海馬頭を覆うように存在しているのがわかる．海馬体は脈絡裂

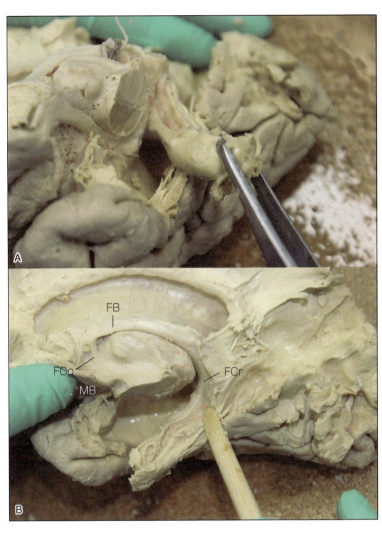

図16 海馬体の摘出と脳弓の確認

海馬体を側副隆起から側副溝に向かって切断すると海馬体は海馬采とともに側脳室下角から遊離できる（A）．海馬采は後方に向かい，脳梁膨大部の下で歯状回から離れて（スパテールの先端部），脳弓脚（FCr）となり，視床の上を走行して脳弓体部（FB），Monro孔の前方部を回って脳弓柱部（FCo）となって乳頭体（MB）に向かうのが確認できる（B）．

と側副溝との間で下角内に突出した構造物であるので，海馬体を下角内で下角の底面を形成する側副隆起から海馬体外側部を剥離していき側副溝まで切離すると，海馬体はparahippocampal cingulumと一塊に側頭葉から遊離される（**図16**）．さらに，脳弓を上方にたどり脳弓を体部で切断すると海馬体と脳弓脚とを一塊にして摘出できる．ここまでの作業によって，半球内側面から側脳室前角，体部，三角部および下角がすべて開放され脳室上衣下の尾状核が確認される（**図17A**）．下角の上壁には尾状核尾部が分界条とともに扁桃体に向かうのが視認できる．分界条は下角では尾状核尾部と視床枕との間を走行し，上方では尾状核体部・頭部と視床との間を走行し視床下部・中核野に向かう（**図17B**）．

> WEB動画③

4. 視床放線（thalamic peduncle）の剖出

半球内側面から側脳室を観察し，前方から脳室上衣越しに透見される尾状核の頭部と体部を観察する．尾状核は側脳室下角では上壁に沿って前方部の扁桃体に連なっているのが確認できる（**図17A**）．側脳室外側壁の上衣を剥がすと尾状核と

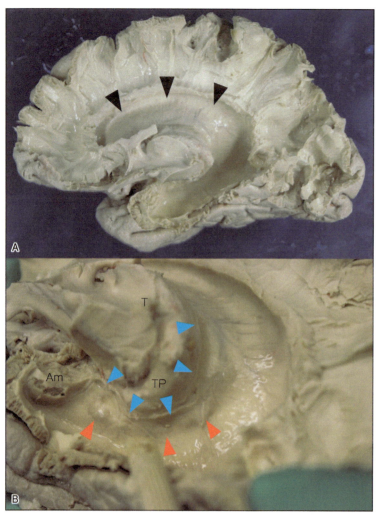

図17 側脳室全体の開放と尾状核の確認

海馬体を脈絡裂と側副溝の間で遊離し，さらに脳弓体部を切断すると，海馬体は海馬采とparahippocampal cingulumと一塊に除去される．側脳室は前角から下角まで内側面から観察でき，視床（T）を取り囲むように尾状核が確認できる（A）．黒▶は脳梁下層を示す．側脳室下角を観察すると，下角の上衣の下を扁桃体（Am）に向かう尾状核の尾部（赤▶）が確認できる．扁桃体から出て視床枕（TP）と尾状核尾部との間を走行する分界条（青▶）が確認できる（B）．

その上の脳梁下層（subcallosal stratum）が現れる**（図17）**．尾状核を除去すると視床放線が露出してくる．尾状核頭部を除去して前頭葉に向かう前視床放線，尾状核体部を除去すると前頭葉・頭頂葉に向かう上視床放線が露出する**（図18）**．これらの線維束は末梢方向に走行しながら脳梁交連線維の下に交織するのが理解できる．尾状核体部と尾部との移行部を除去すると後視床放線が露出して，後頭葉鳥距溝に向かう視放線の一部であることがわかる**（図19）**．側脳室下角の上壁と外側壁の上衣を剥離し尾状核尾部と分界条を除去すると，内包レンズ核下部（下視床放線）を通過するMeyer loopが，外側膝状体を出て下角上壁から外側壁に向かってloop状の線維束を形成していることが確認できる**（図20，21）**．

▶WEB動画④

5．脳弓脚部と乳頭体視床路（mammillothalamic tract）の剖出

大脳半球内側面から脳弓柱部がMonro孔の前方から下方に向かい，前交連の正中部断端の後方に進行するに従い，脳弓柱部（hidden part）が視床下部外壁に覆われながら乳頭体に向かうのが

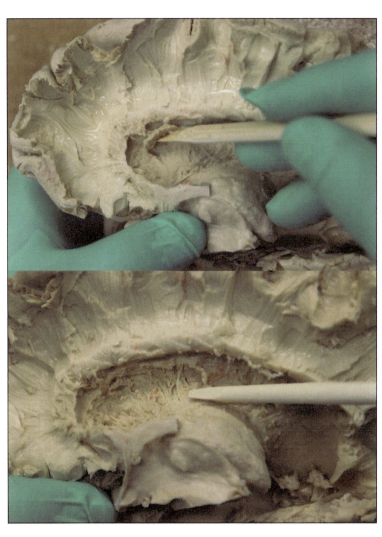

図18 視床放線の剖出
スポンジ状の尾状核を除去していくと視床から放射状に広がる視床放線が剖出できる．

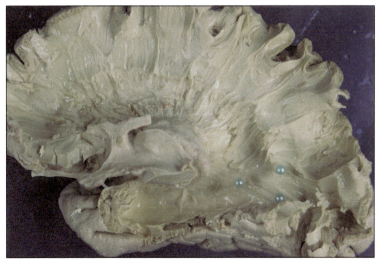

図19 視床放線の観察
脳梁を除去すると，脳梁交連線維の下を視床放線が走行するのが確認できる．尾状核体部と尾部との移行部では後視床放線が露出して，後頭葉鳥距溝に向かう視放線の一部（青丸）であることがわかる．

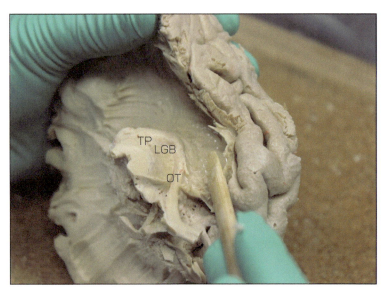

図20 Meyer loopの剖出
大脳半球を下面から観察すると中脳周辺を取り囲むように視索（OT），外側膝状体（LGB），視床枕（TP）が確認できる．開放された側脳室下角の上壁の上衣を剥離する．

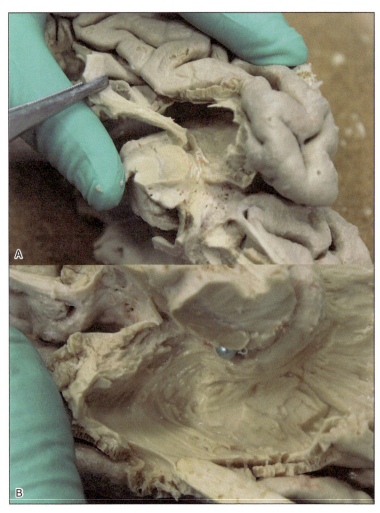

図21 Meyer loopの剖出（続き）
視索と外側膝状体を摘出する（A）．さらに下角の上壁の分界条と尾状核尾部とを摘出すると，下角の上壁から外側壁にかけてloop状に走行するMeyer loopが剖出される（B）．

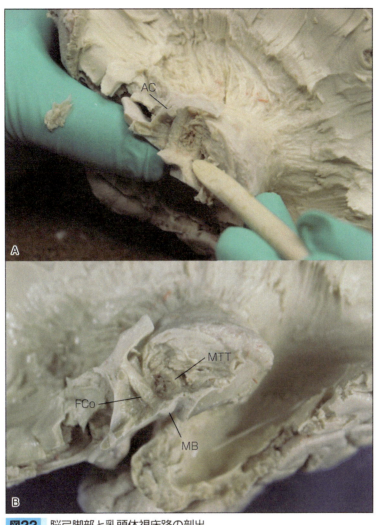

図22 脳弓脚部と乳頭体視床路の剖出
前交連（AC）の後方部を走行する脳弓の柱部（FCo）はhidden partとして視床下部外側壁内を走行するので，これを剖出して乳頭体（MB）まで追う（A）．次に視床の前方下部分を摘出すると乳頭体視床路（MTT）を剖出できる（B）．

確認できる．視床下部外側壁を摘出して脳弓柱部から乳頭体まで露出する．次に，乳頭体上方の視床を摘出すると視床前核に向かう乳頭体視床路が剖出できる**（図22）**．

▶**WEB動画⑤**

以上で，大脳半球内側面からの白質線維束の剖出過程が終了する**（図23）**．

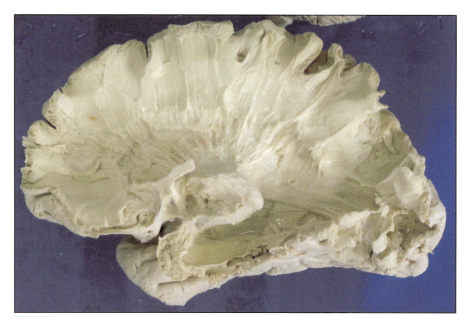

図23 大脳半球内側面からの白質解剖が終了した全景

引用・参考文献

1) Yaşargil MG, Türe U, Yaşargil DC : Surgical anatomy of supratentorial midline lesions. Neurosurg Focus 18 : E1, 2015
2) Mufson EJ, Pandya DN : Some observations on the course and composition of the cingulum bundle in the rhesus monkey. J Comp Neurol 225 : 31-43, 1984
3) Jones DK, Christiansen KF, Chapman RJ, et al : Distinct subdivisions of the cingulum bundle revealed by diffusion MRI fibre tracking : Implications for neuropsychological investigations. Neuropsychologia 51 : 67-78, 2013
4) Wu Y, Sun D, Wang Y, et al : Segmentation of the cingulum bundle in the human brain : A new perspective based on DSI tractography and fiber dissection study. Front Neuroanat 10 : 84, 2016
5) Witelson SF : Hand and sex differences in the isthmus and genu of the human corpus callosum. A postmortem morphological study. Brain 112 : 799-835, 1989
6) Hofer S, Frahm J : Topography of the human corpus callosum revisited —Comprehensive fiber tractography using diffusion tensor magnetic resonance imaging. Neuroimage 32 : 989-94, 2006
7) Goga C, Türe U : The anatomy of Meyer's loop revisited : changing the anatomical paradigm of the temporal loop based on evidence from fiber microdissection. J Neurosurg 122 : 1253-62, 2015

第6章 大脳白質解剖応用編

第6章 大脳白質解剖応用編

岩味 健一郎（いわみ けんいちろう）
愛知医科大学脳神経外科

藤井 正純（ふじい まさずみ）
福島県立医科大学医学部
脳神経外科学講座

はじめに

本章では，外側からの大脳白質解剖の応用編として，下記の連合線維の解剖方法について述べる．

- 上縦束II，III（superior longitudinal fasciculus II, III；SLF II・III）
- 上縦束TP（superior longitudinal fasciculus temporo-parietal；SLF TP）

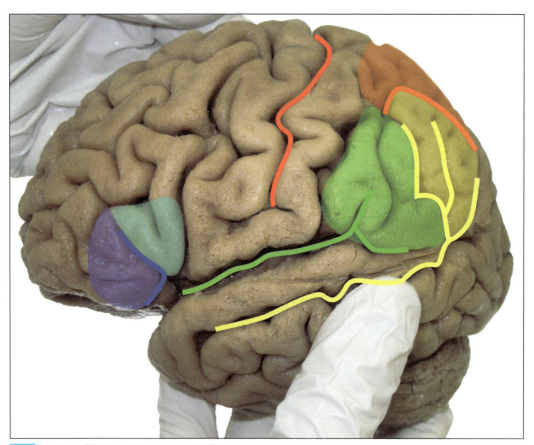

図1 大脳白質解剖応用編に必要な脳表解剖
青線：horizontal and ascending anterior rami of lateral fissure，赤線：central sulcus，橙線：intraparietal sulcus，緑線：ascending and descending posterior rami of lateral fissure，黄線：superior temporal sulcus，caudal superior temporal sulcus（CSTS）1，CSTS2，and CSTS3，青：inferior frontal gyrus（IFG），pars triangularis，水色：IFG，pars opercularis，橙：superior parietal lobule，緑：supramarginal gyrus，黄：angular gyrus．

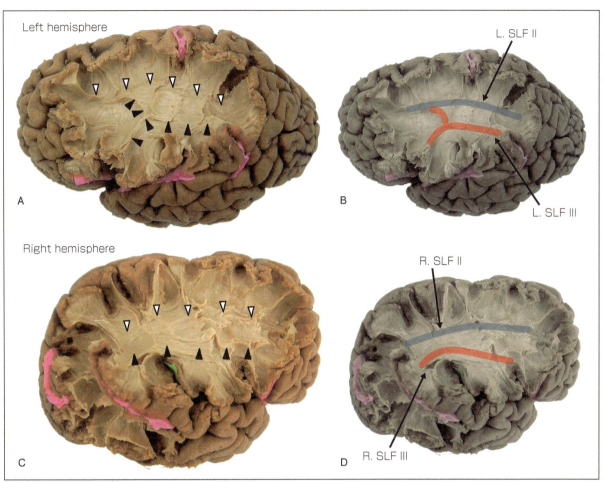

図2 SLF II, III　WEB動画①

A, B：左半球．C, D：右半球．
白矢頭および青線：SLF II，黒矢頭および赤線：SLF III．

- 弓状束（arcuate fasciculus；AF）
- 下縦束（inferior longitudinal fasciculus；ILF）
- 中縦束（middle longitudinal fasciculus；MdLF）
- 前頭斜走路（frontal aslant tract；FAT）

上記の連合線維は近年における神経科学・画像診断学・電気生理学の進歩により，言語機能・空間認知など重要な機能を果たすことが示唆されている．現在，機能の詳細や，線維走行の解明は途上の段階であり，本項では，拡散系MRI画像の知見を参考にfiber dissection studyを行った．

脳表解剖（図1）

上記線維を同定していくためには，各線維によって連合される脳領域の知識が必要であり，脳表解剖から線維走行の位置と方向を推測して慎重に解剖を進めなければならない．今回の白質解剖に必要な脳表解剖を図1に示す．脳表組織の除去を進めるとlandmarkとなる解剖構造が失われていくため，重要な脳溝にはあらかじめマーカーを挿入しておくことが望ましい（今回の図中ではピンク，黄，緑の紙片を挿入している）．また，

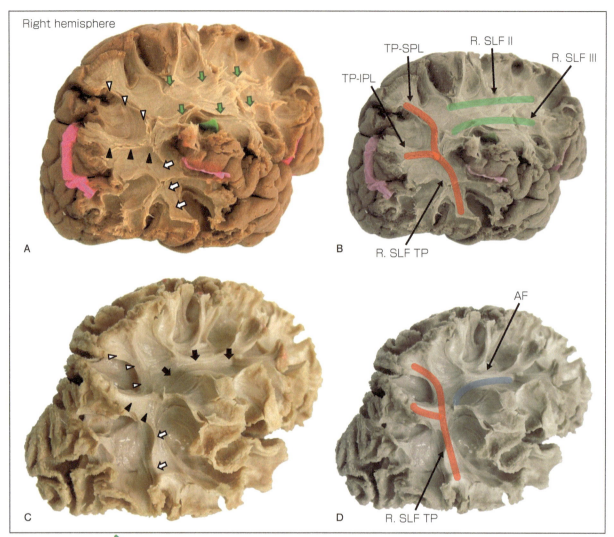

図3 SLF TP　WEB動画②

A, B：上頭頂小葉（superior parietal lobule：SPL）（白矢頭）および下頭頂小葉（inferior parietal lobule：IPL）（黒矢頭）から側頭葉（白矢印）の間のU-fiberを除去すると直下にSLF TPが観察される（赤線）（それぞれSLF TP-SPLとSLF TP-IPL）。緑矢印および緑線：SLF II, III.
C, D：SLF IIIを除去して深部の古典的な弓状束（AF）の一部を露出しており（黒矢印および青線），SLF TPがAFより浅層に位置することがわかる．

小さく薄い線維束を同定するためには，目的とする線維と隣接する線維の位置関係や線維が走行する層の理解が必須である．

SLF II, III[1] (図2)

大脳皮質除去後，前頭葉から下頭頂小葉のU-fiberを慎重に除去していくと，最も浅層に位置する連合線維として観察されるのがSLF II・IIIである．

SLF IIは主として角回より中心前回中部・中前頭回後方へ至る連合線維であり，前後方向に走る線維束として観察される（図2，白矢頭）．

縁上回より起始するSLF IIIには左右差が報告

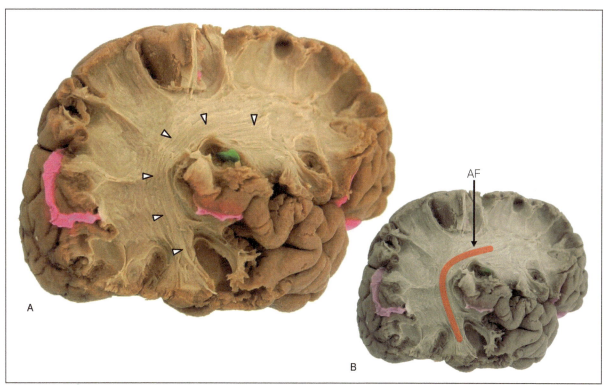

図4 AF　WEB動画②

SLF Ⅱ・Ⅲ・TP を除去すると，中・下前頭回と上・中・下側頭回を連合する AF が露出される（白矢頭，赤線）．

されている[1]．左半球においては，腹側を走行して中心前回下部・下前頭回弁蓋部に至る枝と，背側へ走行してSLF Ⅱに合流する枝が存在する（**図2A**，黒矢頭）．右半球においては，腹側を走行し中心前回下部から下前頭回三角部まで至る枝のみが観察される（**図2C**，黒矢頭）．

SLF TP[2,3]（図3）

SLF Ⅱ・Ⅲとともに，SLF/AFの浅層を構成するのがSLF TPであり，上・下頭頂小葉と側頭葉を連合する．頭頂葉から側頭葉の間のU-fiberを慎重に除去すると，直下にSLF TPが観察される（**図3**）．

AF（図4）

AFはSLF/AFの深層を構成し，中・下前頭回と上・中・下側頭回を連合する．SLF ⅢおよびSLF TPを除去すると，その直下の層にAFが観察される（**図4A**，白矢頭）．

ILF[4]（図5, 6）

ILFは後頭葉と側頭葉前方を連合する線維である．側頭葉後方ではinferior fronto-occipital fasciculus（IFOF）および視放線がすぐ深層を走行するが，これらの線維方向はILFと類似するため，これらの線維が走行しない中・下側頭回前方においてU-fiberを慎重に除去し，ILFの前方を

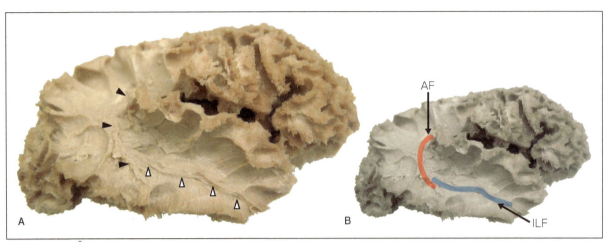

図5 ILF　WEB動画③

中・下側頭回前方においてU-fiberを慎重に除去すると直下にILFが露出される．ILFを後方へ追跡すると，AFよりも深層へと走行することがわかる．
白矢頭および青線：ILF，黒矢頭および赤線：AF．

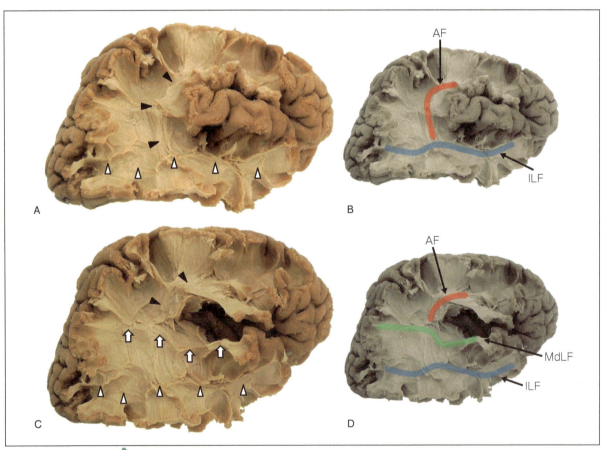

図6 ILFとMdLF　WEB動画③

A，B：ILFの露出，C，D：MdLFの露出．
白矢頭および青線：ILF，白矢印および緑線：MdLF，黒矢頭および赤線：AF．

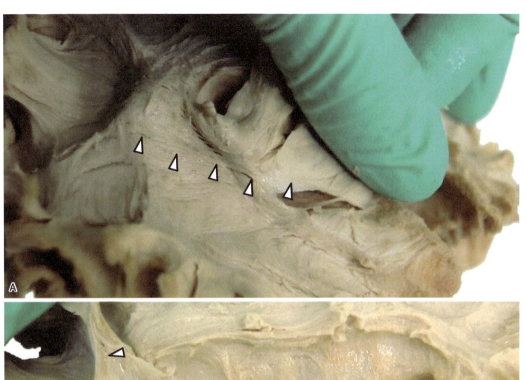
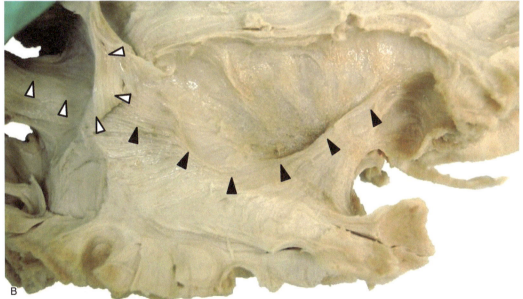

図7 右半球における MdLF の追跡
MdLF は上側頭回より AF の直下の層を後方へと走行する（白矢頭）．MdLF を剥離除去すると，直下に inferior fronto-occipital fasciculus（IFOF）（黒矢頭）が観察される．

同定してからこれを後方へ追跡するとよい．ILF の後方は AF よりも深層を走行するため，AF を除去して後頭葉へと追跡する（図5A，6A・C，白矢頭）．

MdLF[5]（図6, 7）

MdLF は上側頭回から角回あるいはさらに後方の皮質を連合する線維である．上側頭回より後方では，すぐ深部を走行する IFOF と線維走行が類似するため，上側頭回より後方へ向けて線維を剥

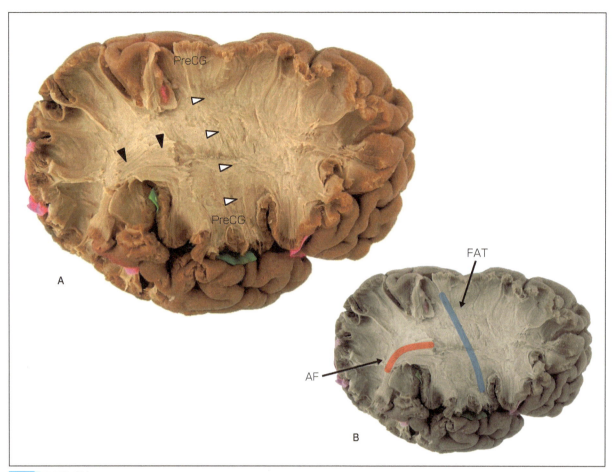

図8 FAT（1）
中心前回（PreCG）およびその前方にてAF（黒矢頭）を慎重に除去すると，その深部で上前頭回から下前頭回を連合する線維として観察されるのがFATである（白矢頭）．

離同定する（**図6C**，白矢印，**図7**，白矢頭）．MdLFはAFのすぐ深部を走行するため，AFを除去して後頭葉上部へと追跡する．MdLFを剝離すると直下にはinferior fronto-occipital fasciculus（IFOF）が観察される（**図7B**，黒矢頭）．

FAT[6-8]（図8, 9）

　中心前回およびその前方にてAFを慎重に除去すると，その深部で上前頭回から下前頭回を連合する線維として観察されるのがFATである（**図8**）．MRIを用いた検討ではFATが上前頭回の内側面にも至ることが報告されているが，これを白質解剖にて観察するには脳標本の冠状断面を観察しながら慎重に線維を追跡せねばならない（**図9**）．

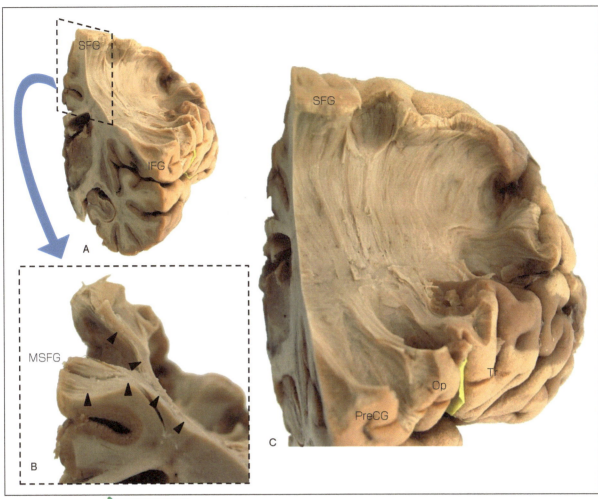

図9 FAT（2） WEB動画④

上前頭回におけるFATの線維方向を観察するため，右大脳半球検体を冠状断面からも観察する．本検体では，FATは上前頭回の内側面にも至ることが確認される（黒矢頭）．
SFG：上前頭回，IFG：下前頭回，MSFG：上前頭回内側面，PreCG：中心前回，Op：下前頭回弁蓋部，Tr：下前頭回三角部．

引用・参考文献

1) Wang X, Pathak S, Stefaneanu L, et al: Subcomponents and connectivity of the superior longitudinal fasciculus in the human brain. Brain structure & function. 221: 2075-92, 2016
2) Marco Catani MTdS: Atlas of human brain connections. London, Oxford University Press, 2012
3) Kamali A, Sair HI, Radmanesh A, et al: Decoding the superior parietal lobule connections of the superior longitudinal fasciculus/arcuate fasciculus in the human brain. Neuroscience 277: 577-83, 2014
4) Catani M, Jones DK, Donato R, et al: Occipito-temporal connections in the human brain. Brain: 126 (Pt 9): 2093-107, 2003
5) Maldonado IL, de Champfleur NM, Velut S, et al: Evidence of a middle longitudinal fasciculus in the human brain from fiber dissection. J Anat 223: 38-45, 2013
6) Catani M, Dell'acqua F, Vergani F, et al: Short frontal lobe connections of the human brain. Cortex 48: 273-91, 2013
7) Fujii M, Maesawa S, Motomura K, et al: Intraoperative subcortical mapping of a language-associated deep frontal tract connecting the superior frontal gyrus to Broca's area in the dominant hemisphere of patients with glioma. J Neurosurg 122: 1390-6, 2015
8) Kinoshita M, de Champfleur NM, Deverdun J, et al: Role of fronto-striatal tract and frontal aslant tract in movement and speech: an axonal mapping study. Brain Struct Funct 220: 3399-412, 2015

第7章 大脳の機能解剖に基づく手術

1. 言語のネットワークと覚醒下手術
2. 空間認知のネットワークと覚醒下手術
3. 側頭葉内側構造の解剖と手術

第7章 大脳の機能解剖に基づく手術

1 言語のネットワークと覚醒下手術

藤井正純 ふじい まさずみ
福島県立医科大学医学部
脳神経外科学講座

はじめに

　覚醒下手術（あるいは覚醒下開頭術）は，開頭術において患者を覚醒状態において皮質・白質の機能を確認しながら行う手術である．歴史的には19世紀終わり頃のBartholow, Jacksonや，20世紀前半のPenfieldらの草創期の活躍によってその基礎が築かれ，まずてんかん外科の文脈で発展した．今世紀に入って脳機能と腫瘍摘出の両立が求められるなか，脳腫瘍，特にグリオーマ手術に応用されるようになり，ごく一部の施設に限られてきた覚醒下手術は，現在，その普及期に入っていると言っても過言でない．本邦では2012年，世界に先駆けて"The Guidelines for Awake Craniotomy"[1] が日本Awake Surgery学会が中心となって作成された．また，本邦の保険医療制度においても，認定施設に対して手術時の加算算定が導入されている．

　一方，近年の神経科学の進歩により，脳という組織がその機能をいかに果たすのかという基本的なコンセプトは変革期を迎えており，特に臨床家の間でcentral dogmaとして長く信じられてきた「皮質局在に縛られた固定的な局在論的脳機能観」から，多くの皮質領域が白質のネットワークで支えられた，より「ダイナミックなネットワークとしての連合論的脳機能観」への展開がみられており，脳はこれまで考えられてきたよりもずっと可塑性に富む組織であることが明らかになってきた[2]．以前ならば皮質機能野に存在するため当該機能を損なわずに切除ができないとされた腫瘍も，脳内ネットワークの可塑性により安全な切除ができることが稀ならずあること，あるいは，初回の覚醒下手術の際には，マッピングの結果機能が存在するため切除できなかった領域も，数年を経て2回目の手術では切除可能になることなど現在では周知の事実であり，覚醒下手術は単に機能を守るだけでなく，腫瘍領域を積極的に切除することに大いに貢献できることが示されている[3]．この文脈では，言語関連領域近傍の腫瘍に対して覚醒下手術を用いて積極的に腫瘍切除を行うこと，また皮質機能だけでなく，機能のネットワークを支える白質についても，注意を払うことが重要と考えられる．

　覚醒下手術は，大脳の機能野に対する手術であり，麻酔・手術法の総論的事項や手術手技の習熟はもちろんのこと，脳機能とその神経基盤・神経心理学的過程に関する知識を持つことが極めて重要である．脳機能は，例えば「言語」と言っても音声言語（話す・聞く）・文字言語（読み・書き）の二つの異なる側面がある．さらに音声言語にお

Column 1

　紹介する言語モデルは発展途上にあり，あくまでも不完全なものである．さらに言えば，これらのモデルは人間が理解するために過度に単純化・概念化されていて真の脳活動との乖離があることは明らかである．それにもかかわらず，これまで積み重ねられた「障害学」に基づくこれらの知識は，臨床の実践の場で重要な意味を持つ．神経心理学は多くの貴重な障害症例，特に局在病変を持つ症例の詳細な観察，すなわち「障害学」に基づいて築き上げられており，この意味で脳の切除を前提とする覚醒下手術にとって，これを安全・有効に行うために重要だからである．fMRI研究，脳磁図・脳波研究のような脳機能の賦活研究が極めて重要な研究分野であることは論を俟たないところであるが，「賦活」された領域の切除が実際の症状に必ずしもつながらないことは明らかであり，現時点ではこうした検査のみに依拠して切除を行うことはできない．

　一方，脳表の電気刺激や和田テストにおける麻酔薬の投与といった，脳機能の「抑制・妨害」検査は，少なくとも切除すべきかどうかの判断を行ううえでより重要な情報を提供してくれる．この意味で「障害学」の体系は覚醒下手術を行ううえで示唆に富む．また，紹介する言語のモデルがたとえ不完全であっても，一つのモデルを学習することで，少なくとも個々の臨床家の経験を参照し考えるための土台となり，将来の新しい知見・新たな見方に気づくための「叩き台」になると信じる．

いても，音韻的側面や意味的側面，発話面や理解面などさまざまな側面がある．実際の手術においては，皮質だけでなく白質についても評価が必要であり，限られた時間のなかでこうした多様な機能を評価すること，すなわち，適切な部位・状況で適切に評価することは必ずしも簡単ではなく，これを行うには脳と機能に関する知識が欠かせない．

　ここでは音声言語を対象として，覚醒下手術を行ううえで必要な神経心理学的モデルと想定される神経基盤について解説し，これに引き続いて音声言語を対象とした覚醒下手術の実際について，筆者らの経験を加えて解説する（Column 1参照）．なお，本稿の作成にあたっては石合純夫著『高次脳機能障害学 第2版』[4]を参考にした．

音声言語の神経心理学的モデルと神経基盤

　古典的には，言語は下前頭回後半部にあるブローカ野を運動性言語中枢とし，これに対し，上側頭回後半部から縁上回にあるウェルニッケ野を感覚性言語野として，これら二つの領域を弓状束（arcuate fasciculus：AF）が結ぶとするものであった．これに対して，現在は図1に示すように，さらに多くの皮質領域が参加し，複数の白質線維が関与するより複雑なモデルへと発展している[5]．

　AFを中心とする古典的ネットワークは背側経路を構成し，主として言語の音韻的側面を支える．一方，前頭葉・側頭葉・頭頂葉をまたぐネットワークが腹側経路を構成して，主として言語の意味的側面を支える[6]．ここで音韻とは，すなわち言語音のことであり，例えば「愛」という言葉は「あ」「い」という二つの音素から成る．言語の音韻性情報処理では，言語音を正しく配列して，かつ正しく発音したり，あるいは音声の情報から言語音を正しく捉えて，音韻へと変換し，さらにこの連なりを一時的に把持したりする．音韻性錯語は音韻性情報処理過程の障害として代表的な症状

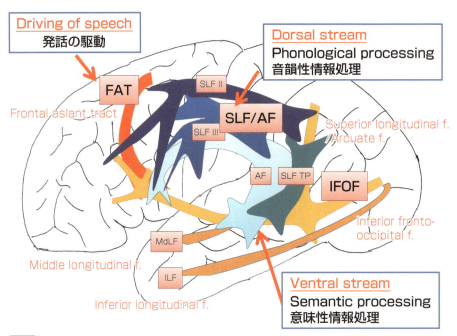

図1 言語の神経基盤

言語の神経基盤は古典的には下前頭回のブローカ野・上側頭回後半部のウェルニッケ野とこれをつなぐ弓状束（arcuate fasciculus：AF）から成るシンプルなモデルであったが，近年は上縦束（superior longitudinal fasciculus：SLF）およびAFが主役をなす背側の音韻処理系と，下前頭後頭束（inferior fronto-occipital fasciculus：IFOF）が主役をなす腹側の意味処理経路からなり，広範な皮質領域が動員されるモデルへと発展している．上記の基盤的白質線維束群に加えて，前頭葉内側面（補足運動野）と下前頭回・中心前回下部を結ぶ前頭斜走路（frontal aslant tract：FAT）が発話の駆動系にかかわると推定されている．

の一つであり，錯語（単語の言い誤り）のなかでも音韻を誤る錯語で，例えば「たばこ」を「たびこ」というような言い誤りである．一方，意味性情報処理では，把持された音韻の連なりから語彙情報へとつなげて，さらには文法情報を加味して，単純な文からより複雑な文までを理解するための情報処理過程である．意味性錯語は，意味性情報処理過程の障害で出現する錯語で，例えば「たばこ」を「はまき」と言い誤るような錯語である．以下に，音声入力から意味理解，意味システムから発声に至る，音声言語の神経心理学的モデルについて解説する．**図2**に，神経心理学的モデルの各過程（白色ボックス）とそれに対応する機能

（赤色ボックス），障害された際の症状（青色ボックス）を示す．多くの失語症患者に共通してみられる「喚語困難」とは，言いたい語が出てこない，単語が喚起されない現象を言うが，ここで「喚語」とは，神経心理学的なモデルにおいて意味システムから音韻表象の活性化までの過程を指す．

1. 音声から音韻へ

上側頭回上面にあるヘシュル横回は一次聴覚野とされ，同部に音として音声が入力されるが，特に優位半球の上側頭回，特にヘシュル横回の前方および後方へと流れるネットワークは，音声を音韻へと変換し，さらに音韻の連なりを一時的に貯蔵（言語性短期記憶）する機能に関連すると考え

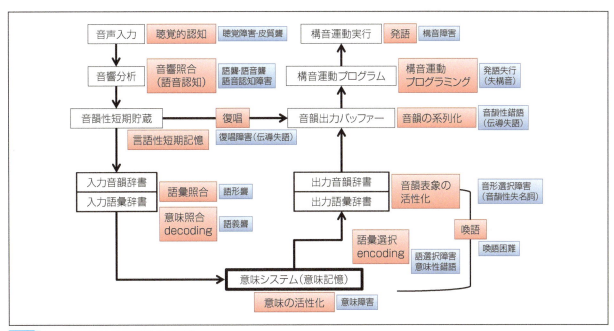

図2 音声言語の神経心理学的モデル
音声言語に関して，向かって左側に音声入力から意味理解までの過程を，右側に意味システムから発語に至る過程を示す．白色ボックスは各神経心理学的過程を，赤色ボックスはこれに該当する機能・意味付けを，青色ボックスは障害名を表す．

られている**（図3）**．言い換えると，アナログ情報としての「音声」を音響分析して，音韻という言語特有のコードへとデジタル化する処理過程であり，語音認知とも呼ばれる．同部は解剖学的にはウェルニッケ野とされてきた領域であり，「ウェルニッケ失語」で一般に語音認知の障害を伴うことを併せて考えると，同部が語音認知に関わることは理解しやすい．さらに，優位半球上側頭回後半部・ヘシュル横回周辺に限局する病変で「純粋語聾」**（図2）**が起こることが知られており，語音認知が障害される一方，読字のような視覚的入力は障害されず，物品の呼称も可能である．言葉を聞き取ることができず，「外国語を聞いている」ように，あるいは「木の葉がカサコソいう」というような内省が得られる．

2. 語彙へのアクセス・意味処理

上側頭回のネットワークが語音認知に関わる一方，さらに音韻の連なりを語彙（lexicon）につなげる機能については，中側頭回など側頭葉内のネットワークが重視されている**（図4）**．特に後方では語彙表象との関連が強く，言語理解面で聞き取った音韻から語彙を特定する．一方，発話面でも，語彙を選択し音韻表象（語彙に対応する単語音列の大枠的なイメージ：文字数・音韻の並び方など）の形成にかかわる．前方では，むしろ語彙の意味処理的側面が強いとされ，語の意味理解面，語彙の選択的表出の両面にかかわる．ただし，この部位の損傷で代償が働く可能性が高い．

聴覚的理解障害としては，先に述べた純粋語聾は語音認知障害であるが，その他に，神経心理モデルでさらに下流の障害として語形聾・語義聾が

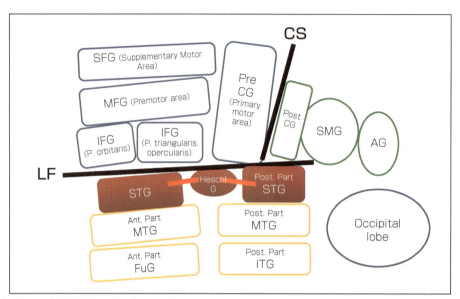

図3 音声から音韻へ（上側頭回のネットワーク）

左大脳半球外側面を模式的に示す．横側頭回（Heschl回）：一次聴覚野．上側頭回：発話の音を音声から音韻へと処理．上側頭後部：連続する音韻を一時貯蔵する役割（聴覚性短期記憶・ワーキングメモリの音韻性ループ）．
AG: angular gyrus, Ant. : anterior, CS: central sulcus, FuG: fusiform gyrus, IFG: inferior frontal gyrus, ITG: inferior temporal gyrus, LF: lateral fissure, MFG: middle frontal gyrus, MTG: middle temporal gyrus, P. : pars, PreCG: precentral gyrus, PostCG: postcentral gyrus, Post. : posterior, SFG: superior frontal gyrus, SMG: supramarginal gyrus.

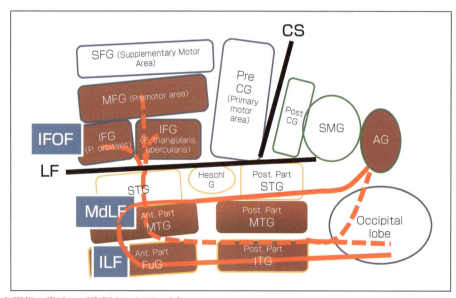

図4 音韻から語彙・意味へ（腹側ネットワーク）

中側頭回後部：音韻の連なりから語彙へのアクセスに関与．聴覚的理解に関与．表出面でも，語彙の選択や，語彙に沿った音声化の過程で弓状束を介して役割を果たす．中側頭回前部：語彙との連合を受けながら意味の処理を行う．語の意味理解と語彙の選択的表出の両面で関与．単語レベルを超えたより複雑な意味処理（統語処理，文脈的理解にかかわるより高次の意味処理）には，IFOFを中心とするより広範なネットワークが関連する（上側頭回以外の側頭葉，下頭頂小葉，下前頭回など）．略号は図3参照．

ある．語形聾（図2）は入力音韻辞書・語彙照合レベルの障害と想定されており，純粋語聾と異なって復唱が可能であり，語音認知自体は成立しているが，その言葉が実在する語かどうかすら判断することができず，意味につながらない．さらに下流の意味照合レベルで障害されているものを語義聾（図2）と呼び，復唱可能で実在語判断も可能であるが，意味に到達しない（語音と語義の乖離）．なお，これらの障害はあくまでも聴覚的に入力された場合の症状であり，文字で提示された場合には理解可能である．神経心理学的モデル上で示唆に富む障害である一方，これらに対応する責任脳内基盤について詳細は明らかになっていない．

視覚的に物体を見たときの物体の認知に関しては，後頭葉から側頭葉の先端方向へ向かって，視覚的情報処理が進み，物体が何であるかを特定する視覚情報処理系のいわゆる"What系"が存在することが知られている．一方，原発性進行性失語の意味型のバリアント（意味性認知症）では，特に側頭葉の変性・萎縮が顕著に進行し，物体の知識を失うなど意味の障害が顕著になる．これらのことから，側頭葉は特に後方から先端へと向かって意味処理の流れが存在すると考えられており，このシステムには下縦束（ILF，後述）がつなぐ側頭・後頭葉底面・下側頭回が動員されていると想定されている．言語機能は，こうした言語だけによらない意味処理ともかかわりを持ちながら意味処理を行うと考えられる．

さらに，特に単語レベルを超えた文の理解には，こうした側頭葉を主とするネットワークだけでなく，さらに，下頭頂小葉，特に角回や下前頭回・中前頭回を動員する．腹側のネットワークは統語の処理（文法），文脈的理解にかかわる意味処理でもさらに高次の処理に関与する．こうした広範な皮質領域を動員するバックボーンとして下前頭後頭束（IFOF）が有力な候補とされている．ブローカ野とされる下前頭回は，呼称に際して語の選択に関して大まかなカテゴリーを指南する役割を果たすことが想定されるほか，中前頭回とともに文法処理（動詞の変化，助詞の違いによる文意理解など）にかかわることが知られている．しかしながら，ブローカ野の皮質領域のみの損傷では健忘失語を示すが，ブローカ失語を残さない．

3．音韻性情報処理

音韻性情報処理には上縦束/弓状束（SLF/AF，後述）のシステムと上側頭回のネットワークが主としてかかわる（図5）．すでに，語音認知とこれに引き続いた言語理解面へのかかわりについては述べた．ある単語を発声するまでの過程を神経心理学的なモデルで考えてみる．まず意味システムから語彙が選択され，音韻表象が活性化し，音韻の系列化（音韻配列とも言い，特定の単語の音韻が順番どおり並べられる）がなされると考えられるが，ここまでの過程は，上側頭回後部から縁上回・中心後回とその皮質下（すなわちSLF III，SLF TP，AF，後述）がかかわると想定されている．次いで，言語として特有の構音運動プログラミングがなされ，最終的に両側の中心前回の一次運動野による構音器官の運動につながる．この構音運動プログラミングは特に優位半球の中心前回中下部が深くかかわっていて，その言語特有で，滑らかで適切な発語を実現している．

先に述べたように上側頭回後部から縁上回・中心後回皮質と直下の白質領域は，音韻表象の活性化から音韻の系列化に深くかかわっており，同部の皮質・皮質下の損傷によって，しばしば伝導失

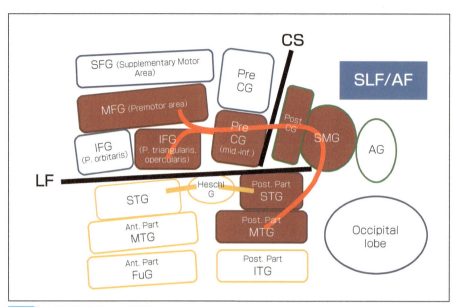

図5 音韻性情報処理（背側ネットワーク）
上側頭回のネットワークにおける語彙以前の音から音韻への変換と，中心前回における発話の音韻的制御をつないでいる．復唱に関連するとされ，特に弓状束後部，縁上回が復唱に関連する．略号は図3参照．

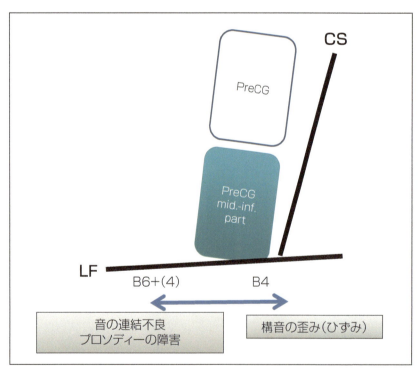

図6 中心前回中下部（構音プログラミング）
優位半球の中心前回中下部は構音プログラミングに関与しており，発話の最終処理として構音に必須と考えられている．同部の障害で発語失行（失構音・純粋語聾）が生じるが，プロソディーの障害（音の連結が悪く，たどたどしい発話）や構音の歪（ひず）みが生じる．構音器官の麻痺による構音障害とは異なる．略号は図3参照．

語（図2）を生じる．伝導失語は，発話面に障害が強くみられる失語であり，特徴的には音韻性錯語（例えば，タバコを「タビコ」と誤る）と，これを修正しようとして何度も言い換える接近行為がみられる（興味深いことに，「接近行為」では必ずしも正しい音韻選択に近づかない）．さらに言語性短期記憶（音韻の連なりを一時的に把持する）の障害がみられるため，復唱障害も本失語で特徴的所見と言える．音韻性情報処理障害として音韻性失名詞（図2）の存在が知られている．特に呼称・自発話・音読で音韻性の誤りを認め，探索的な音断片・音韻性錯語が特徴であるが，興味深いことに伝導失語と異なり復唱の際には誤らない．語彙の選択まではできていても，音韻表象の活性化がなされない，すなわち，その語彙に対応する音韻情報を回収できないためと考えられている．伝導失語と音韻性失名詞の症状の対比から，音韻表象の活性化と音韻の系列化の過程は異なる処理過程とされる．

発語・構音に関しては，特に優位半球の中心前回中下部が重要である（図6）．同部が障害されると，発語失行（失構音，純粋語聾）を生じる（図2）．すなわち，発語される音が歪んで，標準的な日本語のカナで表すことが困難な発音になったり，音と音の連結（＝プロソディー：発音・発話スピード，イントネーション，アクセントなど複数の音素にまたがって生じる音声上の特徴）が不良となってたどたどしくなり，例えば外国人の発音のようになったりする．中心前回のなかでも局在による症状の違いがあるとされ，前方の障害で音の連結不良，すなわちプロソディーの障害が顕著であるのに対して，後方では，音そのものの歪みが顕著となるとされる．なお，伝導失語では音韻性錯語がみられるが，音そのものは既存の日本語音であって，音の選択間違いが主であるのに対して，発語失行の場合は音そのものが歪んでしまう点ではっきりとした違いがある．発語失行は，それでだけで「失語症」と言えるものではないが，会話の質を著しく低下させる症例が少なくなく，日常生活・社会生活の質に大きく影響する．また，回復が得られにくいことも報告されており[7]，覚醒下手術の際に十分な配慮が必要である．

4. 発話の駆動（図7）

補足運動野は，運動の開始にかかわることが知られているが，言語に関しても特に優位半球の補足運動野の障害で一過性に発語の障害を生じることは有名である．さらに，中前頭回・前頭葉深部白質でも同様な障害を生じるが，この場合の失語型は超皮質運動性失語と表現される．すなわち，発話が乏しく，非流暢性である反面，言語理解は良好でありかつ復唱も可能である．特に，語列挙あるいは語想起（動物の名前など同一カテゴリーの単語を数多く挙げる，「か」のつく語など同じ語頭音を持つ単語を数多く挙げる）が障害される一方で，目の前に与えられた物品の呼称は比較的可能であり，こうしたコントラストが特徴的である．従来から前頭葉内には，補足運動野と関連して「発話を駆動する」系が存在すると考えられてきたが，近年，補足運動野から下前頭回・中心前回下部を結ぶ前頭葉線維束であるfrontal aslant tractが同定され，覚醒下手術での電気刺激による陽性所見が示されるなど，発話の実行にはこの系がかかわっていると想定される[8]．

5. 言語にかかわる神経基盤と想定される連合線維束[9]

背側音韻性情報処理系としては，上縦束

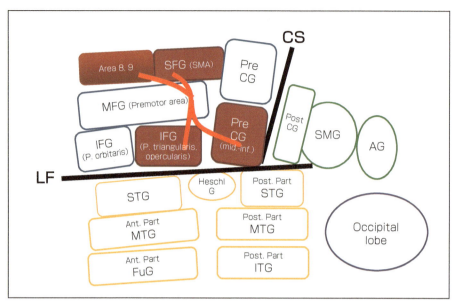

図7 発話の駆動系（前頭葉内のネットワーク）

補足運動野・上前頭回と下前頭回・中心前回下部をつなぐ前頭葉内のネットワーク．発話など言語の自発性に重要な役割を果たす（発話の駆動系）．前頭葉内側面あるいは，この経路が損傷を受けると，超皮質性運動失語が起こる．略号は図3参照．

（superior longitudinal fasciculus：SLF）・AFが，腹側意味性情報処理系としては下前頭後頭束（inferior fronto-occipital fasciculus：IFOF），下縦束（inferior longitudinal fasciculus：ILF）などがかかわると想定されている．一方これらとは別に，発話の駆動，すなわち発話の実行については前頭葉内を走行する前頭斜走路（frontal aslant tract：FAT）のかかわる可能性が指摘されている（Column 2参照）．

SLFは，前頭葉と頭頂・側頭葉を結び，主たる線維束は大脳外側面の比較的浅い領域を走行する連合線維群である．白質解剖を外側面側から行うと脳回と脳回をつなぐU-fiberのすぐ直下のかなり浅い領域を走行することがわかる．SLFにはサブコンポーネントとしてSLF I，SLF II，SLF III，SLF temporo-parietal（SLF TP）の4つが知られている．言語に直接関連する可能性があると考えられているのは，このうち，SLF Iを除く3つである．

SLF IIは，角回を起始して中心前回（中部）・中前頭回，下前頭回をつなぐ．一方，SLF IIIは縁上回を起始しSLF IIのすぐ腹側を走行して中心前回（中下部），下前頭回に至る．近年の研究では，左のSLF IIIには縁上回を起始してからや

Column 2

SLF/AFについては従来から，これらを同一のものとして扱われる場合があるなど，用語の混乱がみられるが，本稿では，これらを独立した線維群として取り扱う．

や背側を走行しておおむねSLF IIと同様に走行して中前頭回へと至る線維群があることが指摘されている．SLF TPは側頭葉と頭頂葉とを結ぶ．弓状束（arcuate fasciculus：AF）は，SLF III，SLF TPの直下の層を走行し，「縦束」というよりは，その名にあるようにカーブするように走行しており，上・中・下側頭回から線維を集めて縁上回の直下を走行して前方へと折れ曲がって中心前回・下前頭回に至る．AFおよびSLF TPは，特に損傷による言語障害の回復が悪いことが指摘されており[10]，手術の際に注意を要する．

IFOFは，その名のとおり前頭葉から後頭葉をつなぐ連合線維であり，ヒトの大脳内で最も長い連合線維とされる．後頭葉から視放線より外側を前方に走行し，側頭葉内で側脳室下角上面を乗り越えるようにして外包へと至る．同部は峡部と呼ばれ線維束が束ねられた後，前頭葉に向かって扇状に広がる．頭頂葉（上頭頂小葉）・側頭葉下面（紡錘状回）へも枝を出す．ILFは後頭葉，特に線状皮質外から起始して，IFOFより下方すなわち側頭葉底部を前方へ走行して側頭極に至る．

覚醒下手術の適応

覚醒下手術の対象病変は，主としてグリオーマなど浸潤性腫瘍に対する腫瘍摘出術や，てんかん外科であり，特に具体的な脳機能の温存を図るなかで，病変の切除をコントロールする必要がある場合に行う．反対に，おおむね脳機能の状態によらず，あらかじめ切除範囲や進入経路が決められている場合や，想定される脳機能が術中に短時間に的確に評価できない場合は，覚醒下手術の適応ではない．これらのことから，覚醒下手術で行う腫瘍摘出の適応病変としては，浸潤性グリオーマが最も頻度が多く，さらに転移性脳腫瘍，海綿状血管腫などが挙げられる．髄膜腫・神経鞘腫など良性腫瘍が適応となることは稀である．

覚醒下手術は術中に患者の全面的な協力を必須とするため，意識状態が良好であることは無論のこと，状況を十分理解できること，そのうえで，精神・心理面で安定していることが重要である．年齢に関しては，厳格な定めはないと言ってよいが，ガイドラインにみられるように，特に覚醒下手術の経験が少ない場合には，15〜65歳までの年齢層を目安とすることが無難である．

浸潤性グリオーマ症例で，腫瘍が言語関連領域に存在しており，摘出する範囲によっては術後失語症が懸念される場合は覚醒下手術の良い適応となり得る（表1）．

表1 覚醒下手術の適応

- 腫瘍病変が比較的緩徐進行性の病変（WHO grade 2-3相当）であり，言語の神経基盤の近傍に位置していると推定され，術後失語症の懸念がある（膠芽腫など，腫瘍が大きく急速進行性で，強い浮腫・正中偏位などmass effect・頭蓋内圧亢進が考えられる場合には，覚醒下手術を見合わせる）．
- 意識清明でかつ精神・心理面で安定しており，覚醒下手術の必要性を十分理解したうえで，術前にリハーサルが行えた症例で，術中十分な覚醒・協力状態が得られると想定できる．
- 術前の言語機能の評価が行われており，失語はあっても軽度である（中等症より重い失語ではない）．また最低限，物品呼称課題でほぼ問題がない．

覚醒下手術を行ううえで知っておくべき事項

　覚醒下手術は，患者の職業や生活に合わせて，特にその症例のQOL維持に重要な機能を術中に評価することで，これらの機能を温存しつつ，腫瘍を最大限摘出することが主たる目的となる．覚醒下手術は，術中に患者の協力が直接得られるという点で，言語や運動にとどまらず症例に応じて高次脳機能を含めて多種多様の機能の評価が可能であり，その意味で優れた術中モニタリングと言える．

　ここで注意すべきは，覚醒した状態で十分課題をこなすことができるのは通常2～3時間であり，それ以上の時間に及ぶ場合，疲労・集中力の低下から適切な課題遂行が困難になる場合も少なくない．したがって，重要な機能に絞って術中に評価することが肝要である．言語には，発話面（話す），理解面（聞く），書字面（書く），読字面（読む）と大きく4側面があるが，それらが，さらにさまざまな神経心理学的過程を内包している．また評価を行うための課題には，すべての言語機能を代表するようなものはない．したがって，必然的に術中の評価は言語機能の一部を診ているに過ぎず，特に腫瘍の可及的摘出を前提とする場合には，覚醒下手術を行うことで言語機能が一過性のものも含めて何らの低下もきたさないことを目標とすることは非現実的と言える．しかしながら，そうであっても，基盤的ネットワークインフラを温存して基本的な言語機能を守れば，たとえ一過性に失語症状が出現したとしても，適切なリハビリテーションなどにより将来日常生活に困難さがない程度に回復することが十分に期待できる．

　覚醒下手術には，全身麻酔下の手術に比べて不利な点や特有の危険があるため，これを十分理解し，適切に対応する必要がある．

1．てんかん発作

　覚醒下の状態では，脳組織を電気刺激することなどに伴ってんかん発作が誘発される場合がある（10%程度）．開頭術中に全身性てんかん発作に発展した場合，気道確保に通常より困難が伴うため，危険である．これを予防するため，術中の抗てんかん薬の投与・ECoGモニタリングによるAfter dischargeの監視・てんかん波や症状出現時の脳表への冷水散布，電気刺激の際の注意点の遵守（電気刺激強度を必要以上に上げない，刺激時間4秒以内，同一部位に繰り返し連続的に刺激しない）などの注意点がある．上記で制御できない全身性痙攣発作の際には，全身麻酔に移行が必要であり，覚醒下手術は続行できない．

2．脳の腫脹・血流の増加・出血の増大

　覚醒下にすると脳血流は増大し，かつ呼吸状態によっては脳血液量の増大を伴って脳腫脹が起こる．全身麻酔下に比べて脳組織・腫瘍組織の出血は多くなる傾向がある．特に頭蓋内圧亢進例，悪性神経膠腫症例では，急性脳腫脹・腫瘍内出血が起こることがあり，注意が必要である．

3．空気塞栓

　覚醒下では，自発呼吸管理となるため陽圧換気を行う全身麻酔時に比べて，特に吸気時に気道内圧の低下・静脈圧の低下が起こる．体位によっては，空気塞栓のリスクが全身麻酔下に比べて高くなる．

4．術中意識障害，せん妄・錯乱，機能障害の悪化

　術中覚醒状態に戻す際に，症例によっては良好

な覚醒状態がなかなか得られず，十分な評価が行えない場合がある．開頭に伴う脳組織の大気圧開放，当初の麻酔薬の影響などが考えられる．また術前のパフォーマンスに比べて，大なり小なり低下がみられる（言語機能や注意機能，作業記憶など）．特に大きな腫瘍・浮腫領域のある症例では注意が必要である．さらに，恐怖・不安が強く現れる場合があり，術中評価が困難になる場合がある．心理的要因については手術前のリハーサルや説明を十分に行うことでおおむね回避できるが，症例側の要因もあり，術前に十分検討する必要がある．また，すでに失語症のある例では，術中のパフォーマンスはさらに低下するので，注意が必要である．

5．嘔吐・痛みなど

脳組織そのものは，ほぼ痛みを感じない組織であるが，シルビウス裂付近・大脳縦裂・前頭蓋底・中頭蓋底部の操作で痛みを訴える．痛みが続くと，傾眠傾向の原因となるなど，覚醒下手術の続行が困難になる場合がある．また腫瘍切除に伴って嘔気・嘔吐が生じる場合がある．特に血液の脳室内流入などにより，強い嘔気・嘔吐が誘発されることがある．上記に対しては投薬にて対応するが，困難な場合には全身麻酔にいったん移行して，再度覚醒を取る対処法がある．

6．体位の制限

覚醒下では，患者の安楽な体位が極めて大切である．仰臥位ないし側臥位で行われるが，必ずしも腫瘍摘出に関して最も有効な体位とならない場合があり，適応を決める際に注意する必要がある．

7．手術時間の延長

覚醒下手術は，術中に患者が課題を十分こなせる状態までしっかりと覚醒させる必要があり時間を要する．また皮質のマッピング，白質のマッピングなど，複数箇所を複数の課題を用いて評価する．全身麻酔下手術に比べて手術時間全体が延長する．

覚醒下手術の実際の手順

覚醒下手術は，Asleep，Awake，Asleepの順で行う方法が主流である．すなわち，痛みを伴う皮膚切開・開頭操作は全身麻酔（Asleep）で行い，覚醒させて（Awake）機能のマッピング，腫瘍摘出を行い，閉頭は再び全身麻酔（Asleep）で行う．

以下に，当施設で行っている手順を紹介する．

1．安楽な体位どり

患者が手術室に入室したら，原則として側臥位の体位（左側病変の場合，右側臥位）をとり，両上肢が自由に動かすことができて，かつ痛み・苦痛がないことを確かめる．側臥位は頚部の回旋のない形を取ることができるため，再挿管が比較的容易である**(図8)**．仰臥位で頚部を回旋する場合，特に頭部固定を併用時は，回旋の程度が強いと再挿管が困難な場合があるので注意を要する．また，空気塞栓予防のため頭部の位置が高くなりすぎないよう注意する．

2．全身麻酔導入

患者が安楽と感じるよう調整が完了したら，声門上デバイス（ラリンゲルマスク：IGEL®など）を用いて全身麻酔を導入する（プロポフォールによる静脈麻酔）．杉田フレームにて頭部を4点固定するが，このとき，ピン位置を眼窩位置より十分高い位置とすることで，フレーム使用による開瞼を障害しないようにする．

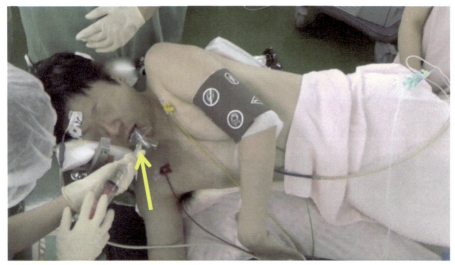

図8 側臥位でのラリンゲルマスク挿入

患者入室後,手術台の上で右側臥位をとってもらい,患者と相談しながら安楽で快適な体位のセッティングを行う.次いで,側臥位のまま全身麻酔に移行,ラリンゲルマスクを挿入する.頚部の回旋がなく,再挿管を含め気道管理が安定的に行えることが多い.

3. 神経ブロック・局所麻酔

　神経ブロック・局所麻酔剤として,当院ではロピバカイン5 mg/mL(アナペイン®注10 mg/mLを生食にて倍希釈して使用)を用いている.眼窩上神経,耳介後頭神経,大小後頭神経のブロックを行い,皮膚切開部に局所麻酔を行う.また前項の頭部固定の際ピン挿入直前に局所麻酔を行う.さらに,開頭後,麻酔から覚醒させる前に術野で側頭筋や皮弁裏側にも追加を行う.

4. 覚醒下での皮質・白質マッピング

　覚醒下での皮質・白質マッピングは双極の電極(直径1 mm電極,電極間5 mm)を用いた電気刺激で行うのが標準的である.電気刺激条件は,矩形波でbiphasic wave(二相波)ないしalternating wave(極性交互),wave duration 200〜1,000 us,刺激頻度50〜60 Hz,刺激時間4秒以内,刺激強度1〜16 mAである[7].ここで,biphasicあるいはalternatingを用いるのは,極性をいずれも陰極・陽極とすることで脳組織に電荷が蓄積しないようにするためである.また,特に刺激強度を電流値(mA)で表現することが多いが,wave durationや刺激頻度などのパラメーターを同時に考慮に入れなければ,刺激エネルギーそのものを電流値だけで単純比較することはできないので注意が必要である.われわれは,矩形波alternating wave,wave duration 500 us,刺激頻度60 Hz,刺激強度4〜8 mAで評価を行っており,刺激強度は大多数の症例で4 mAを用いれば陽性反応を検出できることが多い.

　覚醒下手術中のマッピングの工夫として,フランスのモンペリエ大学Duffau先生らが行っているダブルタスク法を紹介したい[3].本法は,上肢の運動と言語課題とを同時に行って評価する方法である.左大脳半球病変の場合,右上肢肘関節の屈曲・手指握り動作を行い,次いで肘の伸展・手指開き動作を行う.この動作をずっと繰り返し行いながら物品呼称課題など言語課題を行う.本法を用いることで,言語と上肢の運動を同時に評価

できるだけでなく，二つのタスクを課すことで認知負荷がかかるため，症状が出現しやすく陽性症状を検出しやすい利点がある．

　覚醒下で用いる課題については，迅速な評価が求められるため，多くの神経心理課程を包含する課題を用いてスクリーニングとし，陽性症状が検出された時点で，さらに主にどの神経心理過程に関連するか，より特異的な課題で評価する二段階の考え方が有効である．その意味で，物品呼称課題はスクリーニングに適した課題と言え，かつまた言語機能温存のための中心的課題と考えられている．

　覚醒下での電気刺激によるマッピングの妥当性に関する考え方には二つある．マッピングの妥当性とは，つまるところ，「術野となっている全皮質領域で刺激を行ったところ，すべて陰性所見で，何らの症状も見出さなかった場合に，この領域をはたして切除可能と判断して良いか」という命題に対する考え方と言ってよい．歴史的には，陽性所見すなわちpositive controlの所見を得なければ，すべて陰性所見であると言っても，単に刺激強度が不十分であった可能性を否定できないため，切除を行う妥当性が十分でないと考える（"positive mapping strategy"）．この場合，必然的に中心前回中下部および下前頭回後半部，上側頭回後半部など陽性所見が通常得られる部位を露出するよう比較的大きな開頭を行うことになる．また陽性所見が得られない場合には電流強度を過度に上げる必要が出てくる可能性がある．これに対して，2008年Bergerらが250例の経験から一定の刺激強度以上（彼らの条件で6 mA）で刺激すれば，false negativeはないため，術野全体で陽性所見が得られない場合でも，予定領域を切除して差し支えないとする"negative mapping strategy"を提唱した．この考え方では，腫瘍およびその周辺領域だけ露出すれば良く，比較的小さな開頭ですむ．

皮質マッピング

　言語の皮質マッピングでは，まず呼称課題を用いて電気刺激を行う．まず中心前回下部および中部でこれを行うことで，ほとんどの症例で発話停止（speech arrest）を生じる．同部はしばしば陰性運動野（negative motor area：電気刺激により運動が停止する）としての所見を呈する．すなわち，同部の刺激では発話停止だけでなく，舌運動の停止自体も認めることが多い．また，運動野中下部でのspeech arrest所見自体はマッピングのpositive controlとしての意味を持つ．すなわち，この電気刺激の刺激強度ないし，これを上回る刺激を用いれば，言語機能野において症状を誘発できる可能性が高いと判断する．腫瘍の切除予定領域および，その周辺領域，言語関連領域（下前頭回，上側頭回，縁上回など）のマッピングを，呼称およびその他複数の課題で行い，症状を誘発した場所には数字を書いたタグを置いていく．言語関連タスクについては，言語の神経基盤に基づいて，適材適所で用いることが短時間に有効なマッピングを行う意味では肝要であり，後に解説するダブルタスク法も有用である（**表2**参照）．これらの皮質マッピングの所見および腫瘍領域の情報を元に，具体的な切除予定領域を決定する．

　腫瘍領域の切除は，グリオーマの場合，原則として脳回・脳溝単位でのコンパートメント毎の切除とし，かつ，脳溝を越えた深部白質に切除が及ばないよう十分注意する．浸潤性発育をするグリオーマに対して複数の脳回・脳溝構造を一塊に摘出しようとすれば，脳溝内を走行し同部を貫通し

表2 言語の主要経路と術中課題

経路	白質線維束	主な課題	代表的症状
背側音韻処理系	SLF II, III, TP/AF	物品呼称・復唱・数唱	喚語困難・音韻性錯語
腹側意味処理系	IFOF/ILF	物品呼称・聴性理解課題・意味記憶課題	喚語困難・意味性錯語
発話駆動系	FAT	物品呼称・語想起課題	発話停止・発話遅延 語想起障害

て正常皮質領域を灌流する動脈を損傷するリスクがある．また脳溝を越えた切除はすなわち，深部白質に存在する連合線維群の損傷につながる．

皮質下（白質）マッピング

皮質領域の腫瘍切除を進め，U-fiber以下の層が露出したところで，上記皮質マッピングで用いた刺激強度を参考に，白質の直接刺激を行う．言語に関してはSLF/AF，IFOF，FATなどを主な対象として，あらかじめこれらの連合線維の走行部位を想定して刺激を行い，かつそれぞれ有効な課題を用いることで，白質機能を効率よく評価できる．

5．術中課題

術中に用いる課題は病変の局在や評価する言語側面により異なる．術中課題の使用目的には，皮質あるいは白質の「マッピング」，すなわち電気刺激を行うことで，当該機能を担う重要な領域を同定するために行う場合と，術中の「モニタリング」，すなわち，電気刺激の有無にかかわらず，その時点で当該機能が保たれているのか否か，患者の状態評価として行う場合がある．課題は，個々の症例で確実に正答が可能で，マッピングに使用する場合はさらに4秒間以内に実施できるものとし，術前に必ずリハーサルを行って確認し，必ずできるものばかりを選んで準備しておく．**表2**に言語の神経基盤に基づいた術中課題例を示す．

マッピングを行うための課題においては，原則として電気刺激を行うと同時あるいは電気刺激開始直後に課題を提示し，課題の応答を確かめるまで刺激を継続する（最大4秒程度まで）．

物品呼称課題（図9）

ガイドラインにおいてはカラー絵を用いた物品提示が記載されているが，白黒の線画を用いる施設もある．後者は視覚認知過程において認知負荷がより高い特徴がある．課題提示の際には「これは，○○です．」と文としての応答を行う形で行われる．このことによって，マッピングの際に「これは，」で止まる場合には喚語困難と判定できるし，初めから言えなければ発話停止と判定できる．本課題は，視覚認知から構音運動に至る多くの神経心理学的ステップを含む課題であり，覚醒下手術中における言語課題として中心的役割を担うことが多く，一般には術中に呼称が保たれることを基準として，腫瘍の摘出コントロールを行う．

復唱課題

単語あるいは短文の復唱を行う課題である．通常短文（複数文節）を用いて行うことが多いが，術中の患者の状態によって確実に復唱可能なレベルが異なるため，使用する課題はあらかじめ単語レベルの課題，短文では文節数ごとに準備しておく．音韻性情報処理にかかわる課題として用いる．

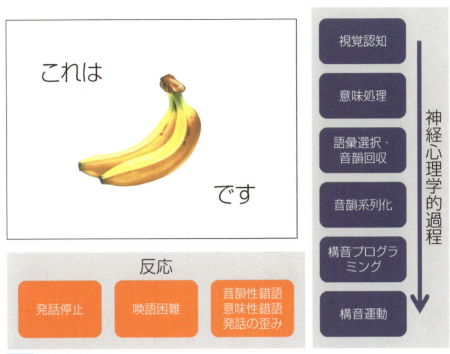

図9 物品呼称課題

物品呼称課題は，言語機能マッピングでは最も頻用される課題であり，本課題の遂行が手術を通じて温存できることが重要と考えられる．図ではバナナの絵が提示されているが，患者は単語だけでなく「これはバナナです」と文章で答えるよう教示される．こうした工夫を行うことで，電気刺激時の反応が，まったく発話できないspeech arrest（発話停止）なのか，「これは」まで答えるが喚語ができず止まってしまうanomia（喚語困難）であるのかがわかる．物品呼称自体は，多くの神経心理過程を経て実現する機能であり，特に喚語とは視覚情報処理を経て意味に到達した後の言語過程であり，語彙の選択・音韻表象の形成までの過程を指す．意味処理過程は腹側の意味処理系が，音韻配列から構音においては背側の音韻処理系がそれぞれ主役をなす．

数唱課題

通常順唱の数唱として「1, 2, 3……」として数えさせるが，その他の課題と異なり，電気刺激と同時に課題を開始せず，あらかじめ数唱させながら，途中に電気刺激を皮質あるいは白質で行い，停止するか否か，発話の歪みが出るかを判断する．上縦束/弓状束が担う音韻処理系の機能を評価可能であり，中心前回中下部の発話の実行面の評価も可能である．数字の逆唱課題（4桁以上）を用いることもあるが，本課題は言語の音韻的側面の評価というよりは，言語性の作業記憶評価，あるいは全般性注意評価の意味合いを持つ．

聴性理解課題

音声として「鼻の長い動物は？」「首の長い動物は？」「1日は何時間？」などの問いかけを行い，これに対して答えさせる．音声言語の入力から意味システムを介して発話までの過程を評価できる．その意味で，音声言語機能全体を評価できる課題であり，音韻性情報処理だけでなく，側頭葉腫瘍など腹側の意味性情報処理系の評価にも有用である．

意味記憶課題

代表的な課題として，Pyramid and Palm Trees Testがある．オリジナルの課題が欧米の

文化背景に強く影響されているため，日本人に合わない課題も含まれる．このため，各施設独自の課題の作成が必要になる．図11C（後出）で提示されている課題は，上部にうちわ，下部にTシャツとコートが描かれている．本課題では，上部に描かれているものに，意味的に近いものを下部の二つから選ぶ．図では，うちわは通常夏に用いるものであり，意味的に近いのはTシャツということになる．言語機能そのものというよりは，視覚認知と意味システムの評価として用いることができる．

語想起課題

本課題では，野菜・動物など特定のカテゴリーに属する名詞を想起させたり，特定の語頭音で始まる単語を想起させたりする課題である（「か」のつく語など）．4秒間の電気刺激中の評価は困難のため，マッピングには不向きであるが，モニタリングとして通常手術中，適時行うことで評価する．

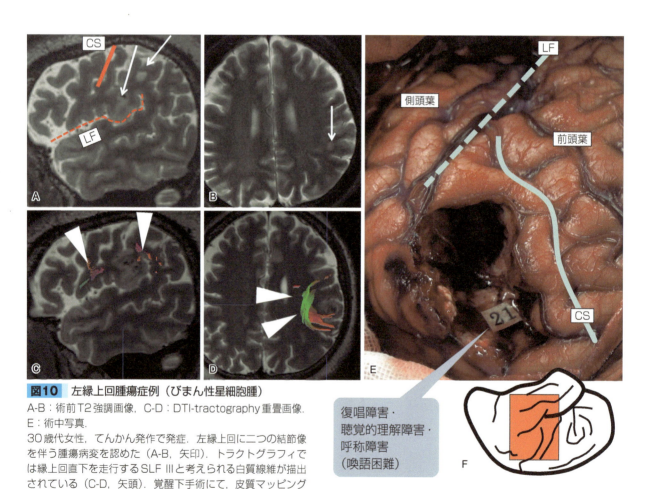

図10 左縁上回腫瘍症例（びまん性星細胞腫）
A-B：術前T2強調画像，C-D：DTI-tractography重畳画像．
E：術中写真．
30歳代女性，てんかん発作で発症．左縁上回に二つの結節像を伴う腫瘍病変を認めた（A-B，矢印）．トラクトグラフィでは縁上回直下を走行するSLF IIIと考えられる白質線維が描出されている（C-D，矢頭）．覚醒下手術にて，皮質マッピングを行うと二つの結節を含む縁上回皮質では言語領域を認めず，これを全体として摘出する方針とした．腫瘍摘出腔・縁上回直下の白質（E，tag 21）で再度マッピングを行うと復唱・聴性理解・物品呼称いずれの課題でも陽性症状を認め，摘出限界とした．SLF IIIないし弓状束の症状と考えられた（E）．Fは術野（E）のおおよその位置と方向を示す．

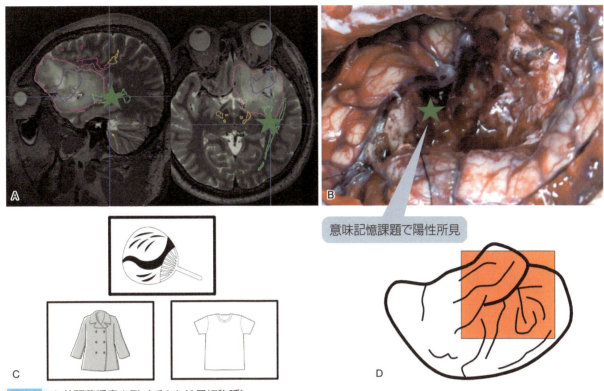

図11 左前頭葉腫瘍症例（びまん性星細胞腫）

A：術前 T2 強調・DTI-tractography 重畳画像．IFOF（緑色），腫瘍（ピンク色）．B：術中写真．D は B の写真の術野のおおよその位置を示す．C：図 A，B で緑星印で示す部位を刺激した際に用いた意味記憶課題．痙攣発作で発症した 40 歳代男性症例．腫瘍は左前頭葉に主座しているが，側頭葉・島回にも進展している．覚醒下手術にて摘出術を施行した．腫瘍の後下縁（側頭葉茎部）の刺激（A-B，緑色星印）で，意味記憶課題で混乱がみられた．IFOF 刺激による意味システムの障害と考えられた．

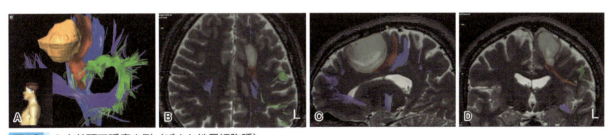

図12 左上前頭回腫瘍症例（びまん性星細胞腫）

A-D：腫瘍と各白質線維群（T2 強調画像に白質線維群を重畳表示．A は左横方向から見た 3 次元画像．橙：腫瘍，赤：前頭斜走路，緑：上縦束/弓状束，紫：下前頭後頭束，青：錐体路）．

症例提示

1. 30 歳代女性．左頭頂葉（縁上回）びまん性星細胞腫症例（図10）

術前の DTI-tractography では，腫瘍直下の深部白質に SLF III の走行が推定され，音韻性情報処理に重要な役割を果たしている可能性が想定された．覚醒下手術中，切除予定皮質領域には明らかな言語機能を認めず，皮質領域の腫瘍切除を進めた．直下の白質のマッピングでは復唱障害・聴

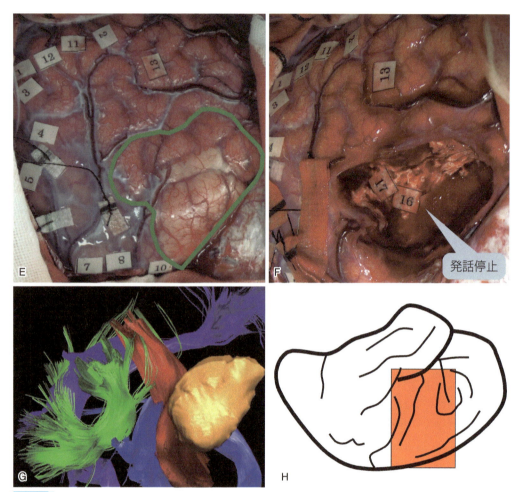

図12 左上前頭回腫瘍症例（びまん性星細胞腫）（続き）

E：手術写真（皮質マッピング），F：手術写真（白質マッピング），G：術前DTI-tractography（手術野に合わせた方向から見たもの），H：Fの写真の術野のおおよその位置を示す．

30歳代男性症例．偶然，左上前頭回の腫瘍が発見された．腫瘍を画像上異常信号のない領域を含めてしっかり切除すること，言語を含め何らの機能障害を残さないことを目的として，覚醒下手術を施行した．術前のDTI-tractographyの評価では前頭斜走路が上前頭回腫瘍のすぐ後方から腫瘍後半部下面を通って下前頭回へと走行することが示された（A-D）．上前頭回部分に明らかな脳回の色調の変化（白色調）を認める（A-D）．tag 1，3，4，5，7は中心前回上であり，tag 1では発話停止，tag 3，4で口・顔面，tag 5で手指，tag 7で前腕の運動症状が観察された．tag 10は腫瘍すぐ後方の脳領域であるが，言語・運動にかかわる所見があり，補足運動野と考えられた．下前頭回ではtag 2（三角部），tag 11（弁蓋部）で喚語困難がみられ，ブローカ野と考えられた．これらの所見から緑線部を皮質の切除線とした（以上，E）．腫瘍深部白質では，前方よりtag 16，17で言語症状（発話停止）が出現したため，これを摘出限界とした（F）．Gは白質線維群と腫瘍の位置関係を手術野に方向を合わせて検討したものであり，腫瘍の後半部直下を前頭斜走路が走行することがわかるが，ちょうどtag 16，17の位置がこれに相当する．本例は術後一過性に発語の開始困難，語想起の低下，処理速度低下を認めたが，速やかに回復した．

覚的理解障害・呼称障害が認められ，SLF IIIの刺激による症状と考えられ，これを摘出限界とした．腫瘍は二つの腫瘍結節を含めて縁上回の皮質領域全体の切除が達成され，かつ言語機能の温存が可能であった．

2. 40歳代男性．右前頭葉に主座するびまん性星細胞腫症例（島回・側頭葉にも進展）（図11）

本症例では，島回の腫瘍後縁・腹側の側頭葉茎部分（外包）の刺激でPPT課題陽性となった．同部はIFOFが走行しており，意味システムの異常と考えられる所見が検出された．

3. 30歳代男性．左前頭葉（上前頭回）のびまん性星細胞腫症例（図12）

本例では，DTI-tractographyによる検討で，腫瘍領域のすぐ後方の補足運動野領域から腫瘍後半部下面を走行し下前頭回に向かうFATが描出されている（図12A-D）．画像上の腫瘍領域のみならず周囲の正常組織を含めた拡大切除を行うことを計画し，覚醒下手術とした．腫瘍深部でFATの走行とおおむね一致する部位の電気刺激で言語症状を確認したため，同部を摘出限界とした（図12F，tag 16, 17）．術後は画像上の腫瘍領域を越えた範囲での切除達成が確認された．現在のところFATの損傷が必ずしも恒久的な言語症状につながると考える証拠はないが，本手術のようにlow grade gliomaの切除を画像上の異常信号領域を越えて行うような場合においては，これをきちんと温存することが妥当である．術直後，語想起の低下，発話開始困難・処理速度の低下など補足運動野障害に類似した症状が一過性に現れたが，リハビリテーションを行い，すみやかに回復が得られた．

引用・参考文献

1) Guideline Committees of The Japan Awake Surgery Conference: The guidelines for awake craniotomy. Neurol Med Chir（Tokyo）52: 119-41, 2012
2) Catani M, Thiebaut de Schotten M: Atlas of Human Brain Connections. Oxford University Press, London, pp55-72, 2012
3) Fernandez CA, Moritz-Gasser S, Martino J, et al: Selection of intraoperative tasks for awake mapping based on relationships between tumor location and functional networks. J Neurosurg 119: 1380-94, 2013
4) 石合純夫：高次脳機能障害学 第2版．医歯薬出版，東京，2012
5) Fujii M, Maesawa S, Ishiai S, et al: Neural Basis of Language: An Overview of An Evolving Model. Neurol Med Chir（Tokyo）56: 379-86, 2016
6) Hickok G, Poeppel D: Dorsal and ventral streams: a framework for understanding aspects of the functional anatomy of language. Cognition 92: 67-99, 2004
7) van Geemen K, Herbet G, Moritz-Gasser S, et al: Limited plastic potential of the left ventral premotor cortex in speech articulation: evidence from intraoperative awake mapping in glioma patients. Hum Brain Mapp 35: 1587-96, 2014
8) Fujii M, Maesawa S, Motomura K, et al: Intraoperative subcortical mapping of a language-associated deep frontal tract connecting the superior frontal gyrus to Broca's area in the dominant hemisphere of patients with glioma. J Neurosurg 122: 1390-6, 2015
9) 藤井正純，前澤 聡，岩味健一郎，他：大脳白質解剖と言語．脳外誌 25: 396-401, 2016
10) Caverzasi E, Hervey-Jumper S, Jordan K, et al: Identifying preoperative language tracts and predicting postoperative functional recovery using HARDI q-ball fiber tractography in patients with gliomas. J Neurosurg 125: 33-45, 2016

第7章 大脳の機能解剖に基づく手術

❷ 空間認知のネットワークと覚醒下手術

中田光俊 なかだ みつとし
金沢大学医薬保健研究域医学系
脳・脊髄機能制御学

木下雅史 きのした まさし
金沢大学医薬保健研究域医学系
脳・脊髄機能制御学

中嶋理帆 なかじま りほ
金沢大学医薬保健研究域保健学系
リハビリテーション科学領域

はじめに

　空間認知機能は右大脳半球に優位とされる．特にその機能中心は頭頂葉に存在する．網膜に投影された視空間の情報は後頭葉に結像し，頭頂葉にて一次情報が処理されると考えられている．情報は側頭葉，前頭葉で順次処理され統合的に空間認知が達成される．動物の進化上，生存競争に勝ち残っていくためには視覚から得られる情報を十分に認知して，環境に適応することが必須であったと考えられる．弱肉強食の動物世界にあっては，動物を捉え捕食する際，あるいは襲ってくる動物を認識し逃避する際には極めて重要な機能である．これらのことを鑑みると，空間認知機能は運動機能，感覚機能と並んで動物にとって原始的な機能であると考えられる．

　社会生活においては，空間認知機能が目の前にある作業空間のすべてを認識することを可能にしているため，これが損なわれると左側の物に気がつかない，よく物がなくなる，探すのに時間がかかるなど円滑に作業を行ううえでミスが多くなり重大な支障をきたす．そのため，われわれは脳内病変に対して，空間認知機能を温存する覚醒下手術に取り組んでいる．本稿では空間認知のネットワークおよびこれを温存する覚醒下手術について詳述する（Column 1参照）．

空間認知ネットワーク

　空間認知の障害の中には，空間内での対象物の認識に関するさまざまな障害，例えば視覚による物体の空間的定位能力の障害である視覚失調（注視線上を含む全視野における対象物把握の障害）や視覚運動失調（注視線上ではなく，周辺視野における対象物把握の障害），立体視の障害，視覚性消去現象，半側空間無視などが含まれる．

　このうち，代表的なものが半側空間無視であり，「視野，感覚，運動障害がないにもかかわらず，大脳病巣の反対側に与えられた刺激に気付かず，反応しない状態」と定義される[1]．この障害は，視覚だけでなく，体性感覚，聴覚などでも起こり得る．半側空間無視が生じると，生活においてさまざまな影響を及ぼす．例えば，食事では左側の器に気が付かない，または器の中の左半分を食べ残す，左側からの呼びかけに気が付かない，左側の道を見つけられず左に曲がれない，車をまっすぐに駐車できないなど症状は多岐にわたる．本稿では，半側空間無視に焦点を絞って述べる．

　古典的に，視空間認知障害の責任病巣として非優位半球頭頂葉，特に下頭頂小葉の重要性が指摘

> **Column 1**
>
> 視野障害と半側空間無視は，覚醒下手術中，また術後急性期において，一見似たような症状を呈する．しかし，視野障害は患者自身に「左側が見えにくい」という自覚症状があり，多くの場合，術後1カ月から数カ月以内に代償手段（意識的に左側を見る，繰り返し確認するようになる等）を獲得し，視野障害そのものが回復していないとしても，机上検査や日常生活上は明らかな異常を認めなくなる．一方，半側空間無視は自覚症状が乏しく，たとえ患者自身が口頭では「私は左側が見えていないようだ」と言ったとしても，机上検査や日常生活では無視症状を呈する場合が多く，症状が残存した場合の代償手段の獲得は容易ではない．このため，日常生活や社会生活に及ぼす影響は視野障害に比べて半側空間無視のほうがはるかに大きい．したがって，覚醒下手術において視空間認知機能を温存することは，術後の生活の質を維持するために重要と考える．

されてきた．しかし，実際には頭頂葉だけでなく，大脳のさまざまな病変で視空間認知障害が生じることがわかっている．また，頻度は少ないが，優位半球においても半側空間無視が生じる場合がある．

半側空間無視が生じるメカニズムとして，さまざまな説が提唱されているが，現在最も有力な説は「空間性注意のネットワーク説」である **(図1)**．これは，通常は無意識下で左右空間へ注意を均等に配分しているが，左右の空間に均等に注意を向けることができなくなることにより，半側空間無視が生じるという説である[2,3]．このモデルでは，右大脳半球は左右の空間に注意を向けることができるのに対し，左大脳半球は右空間にしか注意を向けることができない．このため右大脳半球が損傷されると，左空間にまったく注意を向けることができなくなり，左半側空間無視が生じる．一方，左大脳半球が損傷されたとしても，残された右大脳半球は左右の空間に注意を向けることができる．これが，右半球損傷による左半側空間無視が生じやすく，それに対し，左半球損傷による右半側空間無視は生じにくい，または一過性に生じたとし

ても慢性期まで残存することが少ない所以である．

空間性注意のネットワークは，頭頂葉，前頭葉，帯状回，視床，線条体，そしてそれらを連絡する神経線維から構成され[2]，どの部位が損傷されるかにより，異なるタイプの半側空間無視が生じると考えられている．ここでは，大脳皮質と白質に分けて，連合線維空間認知における機能，およびさらに，覚醒下手術においてその機能局在を検知するタスクについて述べる．それらの機能的役割の違いについて概説する **(表1)**．

皮質：機能局在と機能の違い
（図2）

視空間認知において，頭頂葉は身体の知覚や身体図式，空間的な概念の形成に，前頭葉は身体の運動，注意の持続や注意を向ける方向の移動に関与する．臨床的には，これらの損傷部位による特徴は必ずしもこのような明確な区分があるとは限らず，損傷部位の特徴的な症状以外の症状を呈することもしばしばあるため，症例ごとの詳細な評価や観察が必要である．

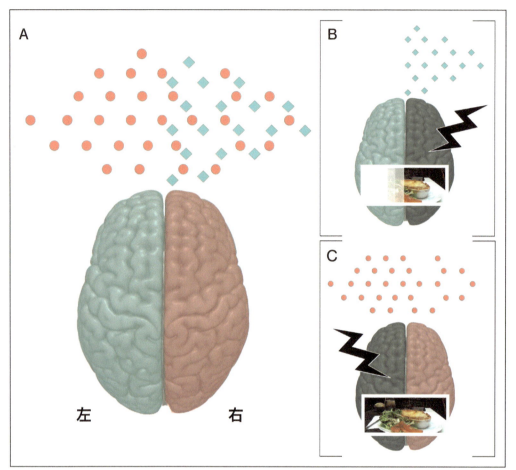

図1 空間性注意のネットワーク説
A：右大脳半球は左右の空間に注意を向けるが（●），左大脳半球は右空間のみ注意を向ける（◆）．右大脳半球が損傷されると左空間にまったく注意を向けることができなくなる（B）．一方，左大脳半球が損傷されたとしても，右大脳半球が右空間の認知を代償するため（C），半側空間無視は生じにくく，生じたとしても回復しやすい．

1．頭頂葉

　半側空間無視において，頭頂葉は最もよく知られている責任領域である．頭頂葉の中でも，側頭－頭頂接合部，下頭頂小葉，特に角回が重要と推定されている[4]．頭頂葉病変による半側空間無視は，知覚的／視覚運動的要素（perceptive visuo-spatial components）の無視であり[5,6]，正中を越えて視線を反対側に向けたり，必要に応じて同側または反対側で視線を定位することが障害される．この機能の障害では最も典型的な半側空間無視の症状を呈し，線分二等分検査や描画検査（時計，人間，蝶々，花など）で検出される．線分二等分検査では二等分点が右に偏位する．また，描画では右側のみを描き，左側を描かないといった症状を認める．

2．前頭葉

　前頭葉は，探索的／視覚運動的要素（exploratory visuo-motor components）の無視であり，中・下前頭回後方，前頭前野背外側部が重要視されている[5,7]．これは，抹消検査や模写

表1 皮質・白質神経線維の高次脳機能と覚醒下手術タスク

	半側空間無視	その他の言語・高次脳機能			
		優位半球		非優位半球	
	機能	機能	覚醒下手術のタスク	機能	覚醒下手術のタスク
皮質					
前頭葉	探索的・視覚運動性要素	言語 言語性作業記憶 非言語性意味記憶*	呼称 言語性2-back課題 非言語性意味記憶課題	空間性作業記憶 メンタライジング・低次 メンタライジング・高次 注意	空間性2-back課題 感情識別課題 ToM test Stroop test
側頭葉	対象中心・物体中心要素	言語 書字 音読 言語性記憶 非言語性意味記憶*	呼称 書字 音読 3単語記憶と遅延再生 非言語性意味記憶課題	視覚性記憶 相貌認知	図形記憶と遅延再認 有名人・家族の相貌認知
頭頂葉	知覚性・視覚運動性要素	言語 書字 音読 手指認知 左右認知 計算	呼称 書字 音読 自己の指の命名 身体の左右同定課題 計算	地誌的見当識	近所の風景の場所同定
白質					
上縦束 II / III	中心的役割	言語(構音障害) 言語性作業記憶	呼称 非言語性意味記憶課題	空間性作業記憶	空間性2-back課題
下前頭後頭束	補助的役割 (注意の持続,視空間探索)	言語(感覚性錯語) 非言語性意味記憶*	呼称 非言語性意味記憶課題	メンタライジング・低次	感情識別課題
弓状束	補助的役割 (複雑な視空間探索)	言語(音韻障害,復唱障害)	呼称 復唱		

覚醒下手術における術中評価が可能な機能のみを列挙した.
*非言語性意味記憶は左大脳半球優位だが,右大脳半球も関与することがわかっている.この他にも,記憶や作業記憶,メンタライジングのように,側性化があるとされてはいるものの,両側の関与が指摘されている機能もある.半側空間無視については,術中というさまざまな制約のあるなかですべての機能を包括的に検査できる課題として,線分二等分検査を著者らは用いている.

検査における左側空間の見落しとして,検出される.特に,ターゲット以外の刺激のある抹消課題(例:BITの仮名抹消検査:文字列の中でターゲットの仮名のみに斜線を引く)において,症状が顕著に現れることがある.しかし,前頭葉病変による半側空間無視には,純粋な空間性注意の障害だけでなく,前頭前野背外側部が関与する注意機能や遂行機能,作業記憶の障害の影響も含まれているかもしれない.

3. 側頭葉

側頭葉の病変では,上・中側頭回が特に関連しており[5,8],対象中心/物体中心的要素(object-based components)の無視,つまりOtaの探索課題[9]や単語の読みなどで明らかになるタイプの無視が生じる.これは,各対象物の中の左半分を無視する症状である.例えば,音読では「桜餅」を「もち」と読み,「卵サンド」を「サンド」と読むような誤りを認める.また,Otaの探索課題〔正円(○)と一部が欠損した円(C)がランダムに描かれており,正円のみを抹消する課題〕では,円の右側の欠損には気付くが,左側の欠損に気がつかない.なお,対象中心/物体中心の無視

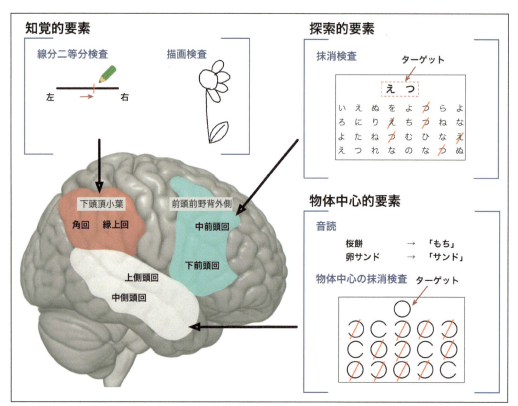

図2 皮質による空間認知機能の役割と検査

では，前頭葉病変のように視野の左側を見落とすことはない．ただし，側頭葉病変による半側空間無視については，空間性注意ネットワーク説では十分な説明ができず，これを疑う意見もある[4]．

白質：機能局在と機能の違い
(図3)

　白質神経線維の損傷では，さまざまなタイプの無視が混合して生じ，慢性期まで残存する障害の原因となる可能性が高い．近年，視空間認知のネットワークには複数の白質神経線維が関与し，各々の神経線維の果たす役割が異なること，中心的役割と補助的な役割を果たす神経線維が存在することが明らかになってきた．しかし，皮質の損傷部位による半側空間無視には明らかな症状の違いがあったように，白質神経線維の損傷においても，部位により異なるタイプの無視が生じるのかについては，現在のところわかっていない．また，これらの複数の神経線維がどのように相互に関連して空間認知に関与する神経機能ネットワークを形成しているかについても不明な点が多く，今後の解明が待たれる．

1. 上縦束

　視空間認知と関連するいくつかの白質線維の中で主要な役割を果たす神経線維が上縦束である．上縦束は，前頭葉と頭頂葉を連絡する連合線維であり，特に上縦束IIとIIIが視空間認知において重要な役割を果たす．上縦束IIは下頭頂小葉（角回付近）と上・中前頭回，上縦束IIIは下頭頂小葉（縁上回付近）と中・下前頭回を連絡する．上縦束が

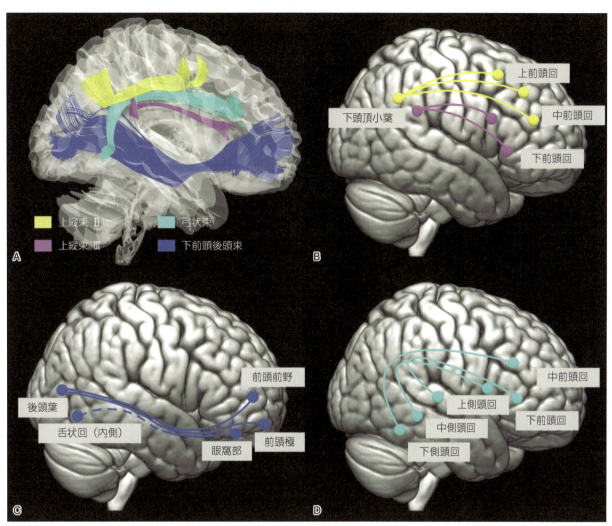

図3 半側空間無視と関連する連合線維
A：連合線維の走行，B-D：神経線維の起始と停止およびその走行〔上縦束（B），前頭後頭束（C），弓状束（D）〕．

空間認知に関与することは，ヒトや霊長類を用いた病巣研究，画像解析，覚醒下手術における電気刺激といった多くの研究で報告されてきた．また，上縦束の損傷による半側空間無視は上述したさまざまなタイプの無視を合併する重度の症状を呈し[5]，いったん障害されると，慢性期まで症状が残存する可能性が高い[10]．

一般的に，伝導路の損傷はその伝導路が連絡する複数の皮質の機能が同時に障害されるため，皮質のみの損傷よりも重度の障害を起こす場合が多い[11]．視空間認知機能において，前頭葉皮質と頭頂葉皮質は特に重要な役割を果たしていることから，それらを連絡する上縦束はネットワークにおいて主要な役割を担い，損傷されると代償的変化が起こりにくいと考えられている[11,12]．上縦束は，線分二等分検査の他に2-back testなどによる作業記憶課題，また優位半球なら呼称課題（構音障害が生じる）などを用いても同定できる．

2. 下前頭後頭束

下前頭後頭束は，後頭葉および舌状回から始まり，外包を経由して前頭葉，主に前頭前野，前頭葉眼窩部，そして前頭極に至る，最も長い白質連合線維である．下前頭後頭束は，空間性注意の中でも，特に注意の持続（待機・警戒し，必要に応じて機敏に反応できる状態を維持すること）や視空間探索に関与する[13,14]．下前頭後頭束が半側空間無視にも関与する可能性があることは，拡散テンソル画像などを用いた画像解析研究により報告されたが[15]，近年，覚醒下手術における電気刺激でもそれが証明された[16]．しかし，下前頭後頭束の損傷が慢性期まで残存する障害の原因となるか，また，下前頭後頭束のみの損傷で半側空間無視が生じるかについては，現時点では明らかではない[17,18]．

なお，下前頭後頭束のすぐ上方は視放線が走行する．視放線の損傷では，四分の一盲や同名半盲が生じ，急性期には半側空間無視と類似した症状を呈するため，鑑別する必要がある．半側空間無視と視野障害が同時に生じると，症状は重症化し，慢性期まで重度の機能障害が残存する可能性が高い．下前頭後頭束は，非言語性意味記憶課題や，呼称課題（語性錯語が生じる），非優位半球においては低次のメンタライジング課題（表情などから他者の感情を理解する課題）によっても検出できる．

3. 弓状束

弓状束は下・中・上側頭回から始まり，島回とシルビウス裂の後方で弧を描き，中・下前頭回後方に至る神経線維である．非優位半球の弓状束は空間性注意のネットワーク，特に視空間探索に関与し[19,20]，損傷により半側空間無視が生じる可能性がある．特に，複数の刺激の中からターゲットを探すといったやや複雑な課題（上述した仮名抹消検査のような課題）にかかわる[21]．非優位半球の弓状束の役割は十分解明されていないが，視空間認知機能ネットワークにおいては補助的な役割を果たすと考えられる．弓状束は，優位半球であれば呼称課題（音韻性の誤りが生じる）や復唱課題で同定できる．一方，非優位半球において，周囲を走行する他の神経線維，上縦束や下前頭後頭束などと区別して同定することは容易ではない．

覚醒下手術で使用する空間認知機能モニタリングタスク

覚醒下手術におけるタスクはさまざまな制約がある．例えば，短時間で評価できること，刺激時間は4秒以内であること，刺激時間内に問題が提示され，患者が反応し終えることなどである．著者らは覚醒下手術中の半側空間無視の検査として，すべての領域において線分二等分検査を用いる．上述のように本検査は頭頂葉病変による知覚的要素の無視をよく反映する課題である．しかし，本検査は，覚醒下手術における制約という問題を解決し，かつすべてのタイプの無視を短時間で再現性高く検査できるため，術中課題としては最も有用と考える．

実際の手術

1. 右頭頂後頭葉病変に対する手術

47歳女性．右後頭葉から頭頂葉に進展する再発退形成性乏突起膠腫（**図4**）．過去に2回の手術が施行され乏突起膠腫 grade Ⅱ の診断にて経

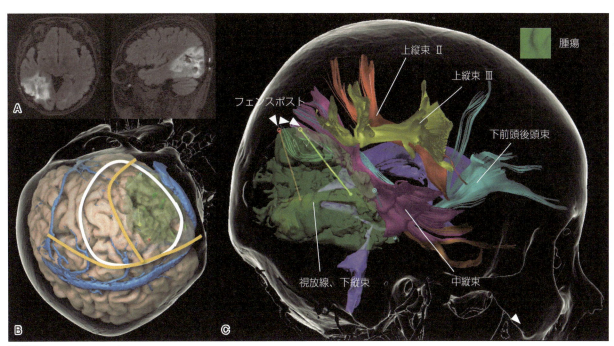

図4 右頭頂後頭葉グリオーマ症例
A：病変の局在をMRI FLAIRで示す．
B：シミュレーション図．皮切（オレンジ），開頭範囲（白）．
C：フェンスポストを挿入する部位と方向およびトラクトグラフィで近接する白質神経線維を示す．

過観察中であった．病変が増大したため，診断確定，摘出による生命予後延長を目的に腫瘍摘出を計画した．パート勤務の継続，自動車運転の希望があり，視空間認知ならびに早期社会復帰を目標とした覚醒下手術を施行した（Column 2参照）．術前トラクトグラフィでは腫瘍内側を走行する視放線，下縦束の術中同定，紡錘状回における相貌失認や道順障害の確認，頭頂葉側における上縦束Ⅱがかかわる視空間認知の温存が重要になると予想された．

頭部3点固定，左下ナップ体位，右側頭部が水平になるよう設定した．前回の開頭範囲を拡大した右後頭側頭頭頂開頭を施行し，中心後回まで露出させた．ナビゲーションガイド下に，FLAIR高信号領域境界と視放線外側の指標にフェンスポストを3本留置した（図5）．硬膜切開後に覚醒，抜管とした．覚醒状態は良好であった．双極プローブを用いて電気刺激（60 Hz双極電流）による皮質マッピングを開始した．2 mAより0.5～1 mAずつ刺激強度を上げていき，中心後回にて左手指の異常感覚（図5C タグ1）が誘発された4.0 mAを刺激強度に設定した．下頭頂小葉皮質にて線分二等分検査における右方偏位（図5C タグ2, 3）が誘発された．腫瘍直上の皮質には他のタスク（運動／物品呼称の二重タスク，非言語性意味理解タスク，表情認知テストならびにtheory of mind〔ToM〕テスト）においても異常がないことを確認し摘出可能と判断した．

皮質切開を加えて摘出操作を開始した．Sonopetによる摘出と4分割物品呼称タスクを用

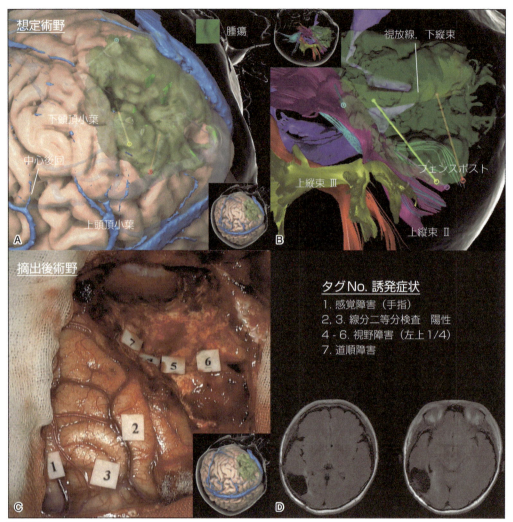

図5 右頭頂後頭葉グリオーマ症例
A, B：シミュレーション図〔脳表からみた病変の局在（A），フェンスポストを挿入する部位と方向および病変に近接する白質神経線維（B）〕．
C：実際の術野，摘出後の状態．陽性反応を示したポイントをタグで示した．
D：術後のMRI FLAIR画像．

いた電気刺激による皮質下マッピングを行った（Point 1参照）．深部白質にて左上1/4 視野に閃光が誘発され（図5C タグ4〜6），視放線における症状と判断し温存した（Point 2参照）．さらに本領域では物品呼称に遅延がみられ，下縦束や下前頭後頭束との関係も示唆された．小脳テント近傍への摘出に移り，視野のタスクに加えて患者個人の情報を基に個別化して作成した相貌失認，街並み失認，道順障害テストを行った．視放線前方下部の紡錘状回白質において道順障害が誘発され（図5C タグ7），本領域を温存した．マッピング，ナビゲーションを頼りに紡錘状回から舌状回まで摘出を追加し，最終的に視野障害，視覚性失認がないことを確認し覚醒終了，全身麻酔へ切り替えた．腫瘍をほぼ一塊にして摘出した．側脳室は開放しなかった．止血を確認し摘出終了，閉頭処置

> **Column 2**
>
> 日本における自動車運転免許と視野障害に関して，2018年の現時点では片眼が見えない時のみ視野範囲の基準が設定されており，大脳疾患に伴う同名性視野障害の具体的な基準がない．一般的に1/4視野欠損までもしくは中心性視野が保たれている場合に運転が許可される傾向にあり，患者の生活において自動車運転を必要とする場合は覚醒下手術が適応となる場合がある．

> **Point 1**
>
> SonopetやCUSA操作時に神経症状が誘発されることがある．これは少し離れた場所を走行する神経ネットワークが超音波によって刺激を受けた際に生じる誘発症状と考えている．摘出中に予想外の症状が出現した場合には重要な機能領域が近い可能性を考慮し，直接電気刺激を行うよう心がける．

> **Point 2**
>
> 視放線の直接電気刺激を行うと，閃光や霧視，幻視が誘発される．当科の経験では閃光を自覚する症例が多く，視放線の部位によっては1/4視野や中心視野に限局した視覚異常を生じる．

を施した．腫瘍は退形成性乏突起膠腫 grade Ⅲ の病理診断を得た．

2. 右前頭葉病変に対する手術

40歳女性．再発右前頭葉乏突起膠腫 **(図6)**．前回手術から4年経過後，二次性全般発作を繰り返すようになった．摘出腔後方に中心前回へ進展する病変を認めたため，診断確定，痙攣発作のコントロール目的に腫瘍摘出を計画した．独身，会社員で自動車運転の希望があり，視空間認知，社会性認知機能の温存ならびに早期社会復帰を目的とした覚醒下手術を施行した．術前トラクトグラフィでは近傍を走行する上縦束Ⅱ，前頭斜走路，帯状束の術中同定と，後方の中心前回がどこまで切除できるかが鍵となると予想された．

頭部3点固定，左下ナップ体位にて右側頭部が水平になるよう設定した．弓状皮切ならびに右前頭開頭を施行し，硬膜切開を行い前回の摘出腔と周囲脳を露出させた **(図7)**．覚醒後，皮質マッピングを開始した．2 mAより0.5〜1 mAずつ刺激強度を上げていき，中心前回において発語障害（アナルトリー，**図7C** タグ1）が誘発された6 mAを刺激強度に設定した．他の皮質マッピングでは，運動／物品呼称の二重タスク，線分二等分検査，空間性作業記憶タスク（2-backタスク），非言語性意味理解タスク，表情認知テストならびにToMテストを行ったがすべて陰性であった．後方は中心溝，上方は下前頭溝を境界としてsubpial dissectionにて深部へ進入．後方部白質において発語障害（**図7C** タグ2, 4），発語開始障害（**図7C** タグ3）を認め，陰性運動領域ならびに前頭斜走路と考え温存させた．中心前回腹側部から下前頭回へ至る病変をほぼ一塊にして摘出

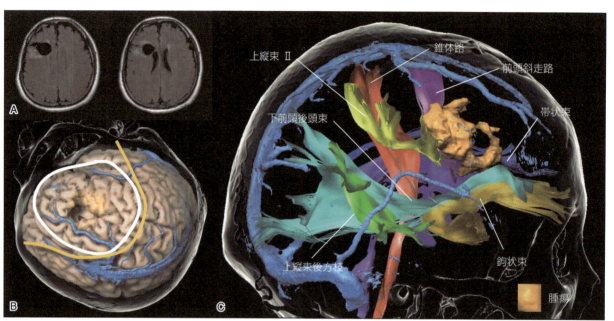

図6 右前頭葉グリオーマ症例
A：病変の局在をMRI FLAIRで示す．
B：シミュレーション図．皮切（オレンジ），開頭範囲（白）．
C：トラクトグラフィで病変に近接する白質神経線維を示す．

した．前回の摘出腔と連絡させた後，Sonopetを用いて摘出腔周囲の拡大切除を行った．

摘出腔後上方（中前頭回深部）において線分二等分検査における右方偏位（図7C タグ5）を認め，上縦束Ⅱの走行領域と判断（Point 3参照）．また，深部の帯状回近傍において空間性2-backタスク陽性所見（図7C タグ6）を確認し，摘出終了とした（Pitfall参照）．新たな神経症状がな

Point 3

拡散テンソルトラクトグラフィでは前頭葉を走行する上縦束Ⅱを描出することは難しい．これは錐体路が交差することが原因と考えられており，トラクトグラフィでは後方から走行してくる上縦束Ⅱは中心前回や下前頭回へ収束することが多い．前頭葉病変の手術では，上縦束Ⅱが中前頭回へ向かうことを考慮しながら摘出と電気刺激を行うことが大切である．

Pitfall

高次脳機能の評価ばかりにとらわれると，重要な運動機能の障害が見逃されることがある．中前頭回後方では，皮質から深部へ放射状に収束する錐体路の走行を常に意識しながら，タスクの切り替えを行う．

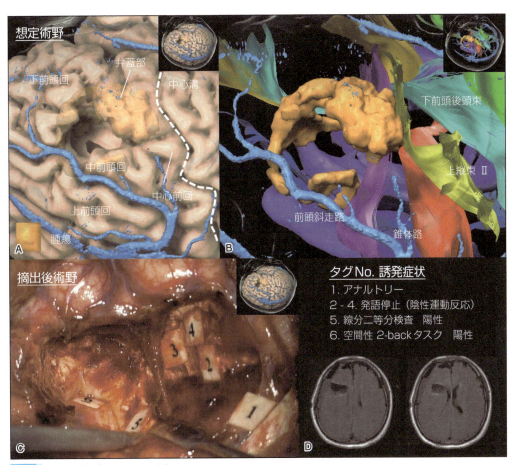

図7 右前頭葉グリオーマ症例
A-B：シミュレーション図〔脳表からみた病変の局在（A）と病変に近接する白質神経線維（B）〕．
C：実際の術野，摘出後の状態．陽性反応を示したポイントをタグで示した．
D：術後のMRI FLAIR画像．

いことを確認後，全身麻酔へ切り変え閉頭処置を施した．腫瘍は乏突起膠腫 grade II の病理診断であった．

おわりに

これまで脳神経外科医療において視覚機能については視路損傷による視野障害は後遺症として認識されてきたものの，空間認知機能は軽視されてきた．われわれの解析では，視空間認知機能はいったん障害されると回復しにくい高次脳機能である．しかも視空間認知機能の障害は日常生活にも大きな影響を与える．空間認知ネットワークは完全にはわかっていないが，覚醒下手術では線分二等分検査でネットワーク局在を同定し得る．線分二等分検査は簡便で鋭敏に視空間認知機能の障害を捉えるタスクであり，これを用いて可能な限り空間認知機能を温存すべきであろう．

引用・参考文献

1) Heilman KM, Valenstein E：Mechanisms underlying hemispatial neglect. Ann Neurol 5：166-70, 1979
2) Mesulam MM：Spatial attention and neglect：parietal, frontal and cingulate contributions to the mental representation and attentional targeting of salient extrapersonal events. Philos Trans R Soc Lond B Biol Sci 354：1325-46, 1999
3) Weintraub S, Mesulam MM：Right cerebral dominance in spatial attention. Further evidence based on ipsilateral neglect. Arch Neurol 44：621-5, 1987
4) Mort DJ, Malhotra P, Mannan SK, et al：The anatomy of visual neglect. Brain 126：1986-97, 2003
5) Verdon V, Schwartz S, Lovblad KO, et al：Neuroanatomy of hemispatial neglect and its functional components：a study using voxel-based lesion-symptom mapping. Brain 133：880-94, 2010
6) Azouvi P, Samuel C, Louis-Dreyfus A, et al：Sensitivity of clinical and behavioural tests of spatial neglect after right hemisphere stroke. J Neurol Neurosurg Psychiatry 73：160-6, 2002
7) Binder J, Marshall R, Lazar R, et al：Distinct syndromes of hemineglect. Arch Neurol 49：1187-94, 1992
8) Karnath HO, Ferber S, Himmelbach M：Spatial awareness is a function of the temporal not the posterior parietal lobe. Nature 411：950-3, 2001
9) Ota H, Fujii T, Suzuki K, et al：Dissociation of body-centered and stimulus-centered representations in unilateral neglect. Neurology 57：2064-9, 2001
10) Nakajima R, Kinoshita M, Miyashita K, et al：Damage of the right dorsal superior longitudinal fascicle by awake surgery for glioma causes persistent visuospatial dysfunction. Sci Rep 7：17158, 2017
11) Bartolomeo P, Thiebaut de Schotten M, Doricchi F：Left unilateral neglect as a disconnection syndrome. Cereb Cortex 17：2479-90, 2007
12) Doricchi F, Tomaiuolo F：The anatomy of neglect without hemianopia：a key role for parietal-frontal disconnection? Neuroreport 14：2239-43, 2003
13) Leng Y, Shi Y, Yu Q, et al：Phenotypic and Genetic Correlations Between the Lobar Segments of the Inferior Fronto-occipital Fasciculus and Attention. Sci Rep 6：33015, 2016
14) Ten Brink AF, Matthijs Biesbroek J, Kuijf HJ, et al：The right hemisphere is dominant in organization of visual search-A study in stroke patients. Behav Brain Res 304：71-9, 2016
15) Urbanski M, Thiebaut de Schotten M, Rodrigo S, et al：Brain networks of spatial awareness：evidence from diffusion tensor imaging tractography. J Neurol Neurosurg Psychiatry 79：598-601, 2008
16) Herbet G, Yordanova YN, Duffau H：Left Spatial Neglect Evoked by Electrostimulation of the Right Inferior Fronto-occipital Fasciculus. Brain Topogr 30：747-56, 2017
17) Urbanski M, Thiebaut de Schotten M, Rodrigo S, et al：DTI-MR tractography of white matter damage in stroke patients with neglect. Exp Brain Res 208：491-505, 2011
18) Karnath HO, Rennig J, Johannsen L, et al：The anatomy underlying acute versus chronic spatial neglect：a longitudinal study. Brain 134（Pt 3）：903-12, 2011
19) Thiebaut de Schotten M, Tomaiuolo F, Aiello M, et al：Damage to white matter pathways in subacute and chronic spatial neglect：a group study and 2 single-case studies with complete virtual "*in vivo*" tractography dissection. Cereb Cortex 24：691-706, 2014
20) Hattori T, Ito K, Nakazawa C, et al：Structural connectivity in spatial attention network：reconstruction from left hemispatial neglect. Brain Imaging Behav 12：309-23, 2018
21) Suchan J, Umarova R, Schnell S, et al：Fiber pathways connecting cortical areas relevant for spatial orienting and exploration. Hum brain Mapp 35：1031-43, 2014

第7章 大脳の機能解剖に基づく手術
③ 側頭葉内側構造の解剖と手術

前澤 聡 まえさわ さとし
名古屋大学
脳とこころの研究センター
医学研究科脳神経外科

はじめに

　側頭葉はてんかん原生として重要である．言うまでもないが，19世紀中頃の近代てんかん学の黎明期のHughlings Jacksonの時代から，指摘されていたことである．1940年代には，Gibbsらが側頭葉の前方部分は沈黙野であり，手術による切除が可能であると報告した[1]．その頃からPenfieldやBaileyらにより側頭葉切除が始まった．内側構造を積極的に切除する現在の術式は，1951年よりFalconerらが始め，Spencer，Yaşargilらがその技術を洗練した[2]．そして2001年には，内側側頭葉てんかんに対する治療のランダム化比較試験の結果が公表され，薬物治療よりも外科手術が優れていることが，高いエビデンスレベルで実証されたのである[3]．このように，側頭葉てんかんに対する手術は，てんかん外科の筆頭として挙げられ，てんかん外科医にとってはまさに必須の手技である．

　本稿では，その代表的な術式である，前部側頭葉切除術（anterior temporal lobectomy：ATL），および選択的海馬扁桃体切除術（selective amygdalohippocampectomy：SAH）について詳説する．また，術式の理解には，当然ではあるが，側頭葉の解剖を熟知しておく必要があり，これも解説する．まず解剖について述べ，次いでSAH，最後にATLについて解説する．もちろんATLを原型として発展した術式がSAHであるが，解剖学的に理解してもらうには，SAHを最初に解説したほうが，便宜上よい．そこで，この順で稿を進める．

1. 側頭葉内側構造の解剖

側頭葉の外観（図1）

　側頭葉の解剖については，側頭極（temporal pole）を頂点とした外側面，下面，内側面の3つの面からなる三角錐と考える，と教科書にあるが[4]，上面も含めると四角錐と考えたほうがよい．側頭葉の後端は錐体圧痕（前後頭切痕〔pre-occipital notch〕）と頭頂後頭裂（parieto-occipital fissure）を結んだ線であり，後頭葉と分けられる．また前頭葉，頭頂葉との境界はシルビウス裂，およびその延長線である．外側溝後端から，後頭葉と側頭葉を分ける線に下ろした垂線を境界とする記載もある．側頭葉外側面には，上側頭回（superior temporal gyrus），中側頭回（middle temporal gyrus），下側頭回（inferior temporal gyrus）と平行に並ぶ3つの脳回が認められ，それぞれ上側頭溝（superior temporal sulcus），下側頭溝（inferior temporal sulcus）で分けられる．側頭葉下面では，下側頭回の大部分が中頭蓋底に面している．その内側は紡錘状回（fusiform gyrus）で後頭側頭溝（occipito-temporal sulcus）

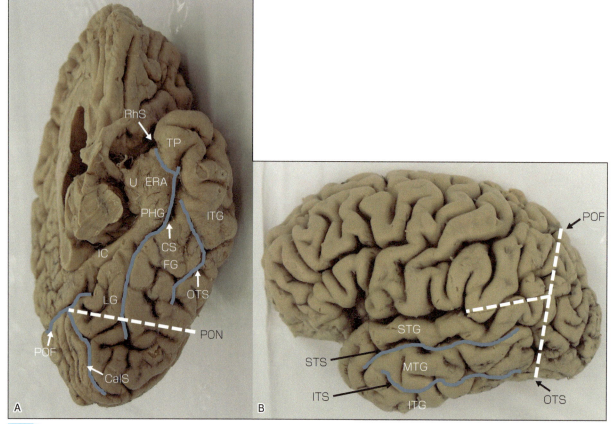

図1 Inferior-medial (A) and lateral (B) aspects of the temporal lobe of left hemisphere
White dot lines represent the border between temporal and occipital lobes, and temporal and parietal lobes.
CalS: Calcarine sulcus, CS: collateral sulcus, ERA: entorhinal area, FG: fusiform gyrus, IC: isthmus of cingulate, ITG: inferior temporal gyrus, ITS: inferior temporal sulcus, LG: lingual gyrus, MTG: middle temporal gyrus, OTS: occipito-temporal sulcus, PHG: parahippocampal gyrus, POF: parieto-occipital fissure, PON: pre-occipital notch, POS: parieto-occipital sulcus, STG: superior temporal gyrus, STS: superior temporal sulcus, TP: temporal pole, U: uncus.

により分けられ，さらに内側は海馬傍回（parahippocampal gyrus）であり，側副溝（collateral sulcus）で分けられる．

海馬傍回の内側は大脳脚の前で内側へ屈曲突出した形で鉤（uncus）へ連続する．後方では舌状回となる．また海馬傍回は，内側上方で帯状回へ連続し，帯状回峡部（isthmus of cingulate gyrus）を形成する．側副溝は前方で嗅溝（rhinal sulcus）に連続し，側頭極と境を形成する．側頭葉上面は側頭弁蓋（temporal operculum）となっ

て島に覆いかぶさる形状である．シルビウス裂の内側に位置する側頭葉の上面に平行に2〜3本の脳溝（横側頭溝〔transverse temporal sulcus〕），脳回（横側頭回〔transverse temporal gyri〕＝Heschel横回）が存在する．この中の最前部の脳回は最も大きく，皮質聴覚野が存在する．島と側頭葉との境が下輪状溝（inferior circular sulcus）であり，その前下縁が島限（limen insulae）である．

> ### Column
> ## 帯状回とデフォルトモードネットワーク（default mode network: DMN）
>
> 　近年，DMNと呼ばれる，安静時に強い活動を示す脳内ネットワークが明らかとなった．DMNはヒトの外的刺激によらない思考，洞察，自叙伝的記憶，内省など，いわば内に向いた意識にかかわる重要なネットワークと想定されており，安静時機能的MRIをはじめとする脳機能画像研究が盛んである[5]．その神経基盤となる領域は，後部帯状回，前頭葉腹内側面，側頭葉内側構造，下頭頂小葉である．白質解剖を調べてみると，海馬傍回より帯状回峡部を介して後部帯状回へ線維束が連続していることがわかる．さらに帯状回内部には，帯状束（cingulum）が走行しており，これが前部帯状回のほうへ回って前頭葉内側面に連続している．このように，DMNの基盤的構造は帯状回および帯状束によって，側頭葉内側構造，後部帯状回，前頭葉内側部それぞれが直接連絡していることがわかる．このことよりDMNは解剖学的結合に裏付けられた機能的な結合であることが理解できる．

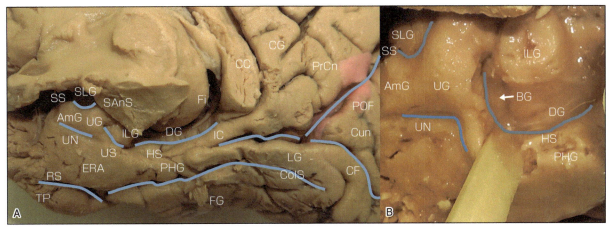

図2 Inferior medial aspect of the temporal lobe of the right hemisphere (A), magnified image of Giacomini's band (B)

AmG: ambient gyrus, BG: Giacomini's band, CC: corpus callosum, CF: calcarine fissure, CG: cingulate gyrus, ColS: collateral sulcus, Cun: cuneus, DG: dentate gyrus, ERA: entorhinal area, FG: fusiform gyrus, Fi: fimbria, HS: hippocampal sulcus, IC: isthmus of cingulate gyrus, ILG: intralimbic gyrus, LG: lingual gyrus, PHG: parahippocampal gyrus, POF: parieto-occipital fissure, PrCn: precuneus, RS: rhinal sulcus, SAnS: semiangular gyrus, SLG: semilunar gyrus, SS: semilunar sulcus, TP: temporal pole, UG: uncal gyrus, UN: uncal notch, US: uncal sulcus.

側頭葉内側下面の構造（図2）

　側頭葉内側下面では，海馬傍回内側面，歯状回（dentate gyrus），海馬采（fimbria），鉤が判別できる．歯状回は，海馬傍回の上縁奥に歯列のような，櫛状の特徴的な構造を持った脳回として並ぶ．海馬（hippocampus）は歯状回より外側の下角内に存在するため，外表からでは観察できない．歯状回のすぐ上縁を海馬采が走行するが，これは視床枕（pulvinar of thalamus）の後縁を上行する脳弓脚（crus of fornix）へと移行する．海馬傍回と歯状回下縁を境界しているのが海馬溝（hippocampal sulcus）である．

　鉤は，海馬傍回の先端付近に位置する特徴的な膨らみを持ちながら上方，そして後方へ折れ曲が

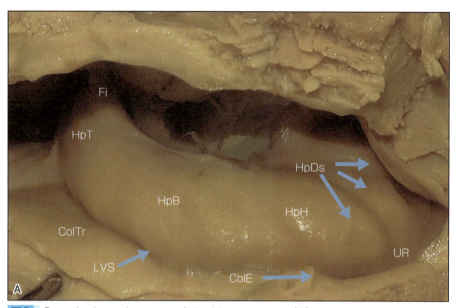

図3 Superior lateral aspect of the hippocampus (A)
ColE: collateral eminence, ColTr: collateral triangle, Fi: fimbria, HpB: body of hippocampus, HpDs: hippocampal digitations, HpH: head of hippocampus, HpT: tail of hippocampus, LVS: lateral ventricular sulcus, UR: uncal recess.

るような構造である．テント縁の位置を示すテント切痕（uncal notch）があり，その内側に半月溝（semilunar sulcus）に境界される半月回（semilunar gyrus）と鉤回（uncal gyrus）が，さらにその前方で迂回槽に突出した迂回回（ambient gyrus）を確認できる．半月回は扁桃体の皮質核（cortical nucleus）を被っており，前方では外側嗅条，嗅索へと続き，深い嗅内溝（entorhinal sulcus）にて上方の前有孔質と分けられる．海馬傍回の前方で，テント切痕の外側が嗅内野（entorhinal area）である．嗅内野と鉤は，合わせて梨状葉（piriform lobe）と呼ばれる．Giacomini帯は，歯状回が鉤に接して終わるところから始まる帯状の薄い条であり，鉤の外側面の上を越えて内側面に続き，ここで厚さがますます減じて見えなくなる．図2Bはuncal sulcusを開いたところであるが，ここで歯状回が直角に折れ曲がってGiacomini帯に移行していることがわかる．ここでも海馬溝は歯状回縁にある．

海馬とその周辺構造（図3）

図3A，Bは外側面から観察したもので，側脳室下角を大きく開放して海馬を直接観察している（右側頭葉）．海馬は前方の頭部（head of hippocampus：HpH）で内側へと曲がる弓状構造をしており，頭部はその特徴から海馬足（pes hippocampi）と表現され，海馬指（hippocampal digitations：HpDs）がみられる．後方へ体部（body of hippocampus：HpB），尾部（tail of hippocampus：HpT）からなり，全体の長さは4〜5cmである．

海馬の最外層は白板と呼ばれる白質成分であり，海馬采（fimbria）に連続している．海馬采は海馬の内側・上面に付着している．外側には側副隆起（collateral eminence）があり，海馬と側副隆

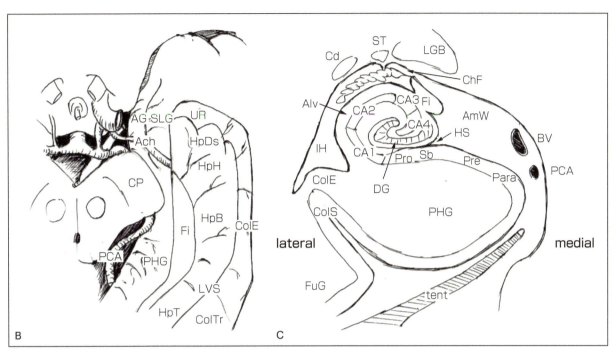

図3 Schematic diagram of superior aspect of the hippocampus (B) and coronal section of the hippocampus (C)

B：Ach: anterior choroidal artery, AG: ambient gyrus, CP: cerebral peduncle, ColE: collateral eminence, ColTr: collateral triangle, Fi: fimbria, HpB: body of hippocampus, HpDs: hippocampal digitations, HpH: head of hippocampus, HpT: tail of hippocampus, LVS: ;lateral ventricular sulcus, PCA: posterior cerebral artery, PHG: parahippocampal gyrus, SLG: semilunar gyrus, UR: uncal recess.

C：Alv: alveus, AmW: wing of ambient cistern, BV: basal vein of Rosenthal, CA1-4: cornu ammonis 1-4, Cd: caudate nucleus, ChF: choroidal fissure, ColE: collateral eminence, ColS: collateral sulcus, DG: dentate gyrus, Fi: fimbria, FuG: fusiform gyrus, HS: hippocampal sulcus, IH: inferior horn, LGB: lateral geniculate body, Para: parasubiculum, PCA: posterior cerebral artery, PHG: parahippocampal gyrus, Pre: presubiculum, Pro: prosubiculum, Sb: subiculum, ST: stria terminalis.

起の間を外側脳室溝（lateral ventricular sulcus）と呼ぶ（無名溝〔innominate sulcus〕と呼ばれることもある）．側脳室下角の先端は盲嚢になっており，uncal recessと呼ばれる．側副隆起は前方で広がり側副三角（collateral triangle）を形成する．

海馬周辺を冠状断でみると**（図3C）**，発生学的に海馬支脚，CA1，CA2，CA3，CA4，歯状核と，順番に並んだ構造がロール状に回転することで，アンモン角を形成していることが理解できる．海馬溝はこの回転の深部に達する．海馬を乗せている海馬傍回の部分を海馬台（海馬支脚〔subiculum〕）と呼ぶ．内側からpara, pre, proper, proである．脈絡叢は采ヒモ（tenia fornicis）で海馬采に，脈絡ヒモ（tenia choroidea）で分界条に付着する．側脳室内側は脈絡裂（choroidal fissure）を経て，迂回槽翼（横裂），迂回槽へつながる．これらの脳槽内に後大脳動脈（posterior cerebral artery：PCA），ロゼンタル静脈が走る．

2．選択的海馬扁桃体切除術（SAH）

側頭葉内側構造である海馬，扁桃体，海馬傍回，

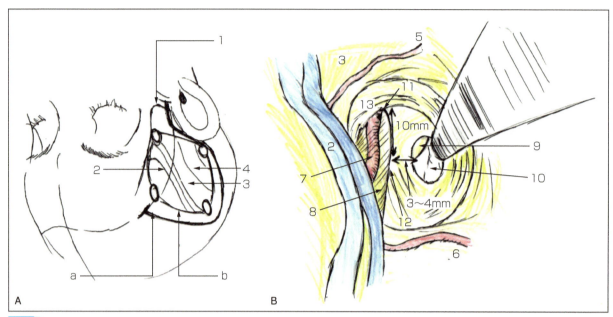

図4 Selective amygdalohippocampectomy via T1-subpial approach
A: skin incision line, B: range of craniotomy.

1: zygomatic arc, 2: Sylvian vein, 3: superior temporal gyrus, 4: middle temporal gyrus, 5: temporal polar artery, 6: anterior temporal artery, 7: middle cerebral artery, 8: arachnoid of Sylvian fissure, 9: amygdala, 10: hippocampus, 11: limen insula, 12: inferior circular sulcus, 13: temporal stem.

鉤部を選択的に切除する方法であり，臨床像，発作時を含む脳波所見，頭部MRIなど画像所見が，内側側頭葉てんかん（mesial temporal lobe epilepsy：MTLE），つまり，側頭葉内側構造のてんかん原生を強く支持する場合に行う．特に海馬硬化（hippocampal sclerosis）が明らかな症例では有効性が高い．1958年にNiemeyerが中側頭回経由で行ったのが最初である[6]．その後，1982年にYaşargilにより経シルビウス裂アプローチによる手法が報告された[2]．下角へのアプローチにはさまざま報告があるが，われわれは静岡てんかんセンターの三原忠紘先生らの上側頭回を経由する方法をとっている[7]．このアプローチはシルビウス裂を開放しないが，シルビウス裂の下壁であるくも膜に沿って進入していくため，利点は経シルビウス裂アプローチと同様である．つまり，早い段階で下角に到達できること，オリエンテーションがつきやすいこと，海馬を扁桃体より先に摘出できることが挙げられる．さらには，本アプローチではシルビウス裂を開放せず，軟膜下ですべての操作を行うため，シルビウス裂内での意図しない血管損傷を防ぐことができる利点がある．

体位および開頭（図4A）

体位は頭部をやや挙上した仰臥位であり，頭部は対側に30度程度回転させ，少し顎を挙上する．顕微鏡を入れた際に，皮質開窓部から下角や海馬を鉛直方向に見下ろす形となるのがよいため，あまり回転を強くしない．鉤部や扁桃体切除の際はベッドをさらに横転させたほうがよい．皮膚切開は頬骨弓上縁付近の耳介前部より耳介後方までクエスチョン型の切開とする．てんかんでは若い患者が多く，前方の創は頭髪線内として美容的に十

分配慮する．また前頭葉は露出する必要がないため，頭頂側に大きな切開は不要である．われわれの施設では，側頭筋は側頭線（linea temporalis）より切離し，後方に牽引して側頭極方向の視野を広げるようにしている．側頭筋を反転した後，開頭するが，これも側頭筋前縁付着部である側頭線より前に広げる必要はなく，後方も耳介後方を越える必要はない．尾側後方のburr holeは錐体骨前縁を越えない．硬膜を切開した後，顕微鏡操作に移行する．

下角への到達（図4B）

側頭極から3 cm以内（通常，前頭極動脈〔temporal polar artery〕）と前側頭動脈〔anterior temporal artery〕の間）の上側頭回の，シルビウス裂よりの部分に，約15 mmの皮質切開を行い，シルビウス裂のくも膜に沿って灰白質を吸引しながら内側前方へ進んでいく．シルビウス裂のくも膜を破らず灰白質より外れることなく進める．灰白質がなくなり前下方に進もうとするとやや硬い白質を感じるが，これが側頭幹（temporal stem）であり，この位置が島回の下縁である下輪状溝（inferior circular sulcus）とつながり島回の前縁，すなわち島限（limen insulae）となる．島限より約10 mm後方，3～5 mm外側の白質が下角へ進入する入り口となり，同部の白質を吸引しながら，やや下後方へ進むと，約10 mmで下角に到達する（Point 1参照）．下角内には白く光る海馬と上壁から被さるように存在する扁桃体を観察できる．ちょうど海馬頭部と体部の移行部付近となる．下角上壁は後方には広げず，前方へ広げて視野を確保する．

内側処理（図6A-C）

海馬対側を外側に少し牽引すると脈絡叢が存在する脈絡裂を観察できる．脈絡叢を内側に寄せると白く表面に血管のない無構造の海馬采が見える（図6A）．海馬采を吸引除去し，その下に存在する海馬台を露出させる．海馬と海馬台の間が海馬溝であることは先述した．海馬台は海馬傍回の内側縁であり，これを切離することが側頭葉内側構造の内側処理の主目的であるが，いきなり海馬頭部体部移行部付近の海馬台から切離を開始すると，海馬台が厚くオリエンテーションが掴みにくい．海馬采に沿って前方に視野を移すと海馬頭部が内側縁に入り込んでくるが，これを海馬采とともに

Point 1

下角へ進入するための白質吸引について

下角へ進入するための白質吸引については，実際のところ，方向が把握しにくい．仮に下角を外した場合は外側に方向を変えてみる．ナビゲーションを有する施設では活用するとよい．内側へ不本意に進むと大脳基底核や視策があり危険である．白質解剖で調べると同部の白質の主体は下前頭後頭束（inferior front-occipital fascicles：IFOF）であり，前方では鉤上束（uncal fasciculus）と一緒になり側頭幹を形成する（図5）．同部でIFOFの障害をきたし得るのか定かではないが，なるべく線維束に沿った開窓が望ましいであろう．また視放線のMeyer's loopは下角の上から外側，下側へ回り込み舌状回へ続く．Meyer's loopの最前端がどこかが問題であるが，下角の前方10 mmから後方5 mmと報告は多様である[8]．下角上壁の白質をなるべく後方へ広げないことがポイントである．

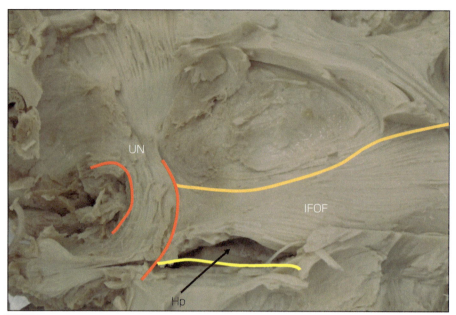

図5 White matter anatomy around the hippocampus
The superior lateral wall of the inferior ventricular horn was removed.
UN: uncinate fasciculus (Red line), IFOF: inferior fronto-occipital fasciculus (yellow),
Hp: hippocampus (➡).

軟膜下吸引除去すると，この付近ではテント縁も内側に寄ってきているので，テント縁を確保する事ができる**（図6B）**．海馬頭部の内側前方を見る時点で，上方に被っている扁桃体が邪魔になるかもしれない．突出部分は扁桃体基底外側部分に相当し，この段階で吸引除去してもよい．テント縁を追いながら慎重に海馬台の吸引切離を後方へ進めていく．海馬台は後方に行くにつれて厚くなる．迂回槽のくも膜を内側に見るがこれを破らないことが肝要である．くも膜越しに後大脳動脈を見ることができるが，後方で太い下側頭動脈幹（infero-lateral trunk）が現れる．切離の後端はこの辺りまでとする**（図6C）**．おおよそであるが海馬の先端から3 cm以上切離されていることが発作抑制のためにはよいとされる．

外側処理，海馬および海馬傍回の一塊摘出（図6D）

次いで海馬外側の側副隆起に視野を移す．側副隆起を吸引除去しその直下の側副溝を露出し，テントに至るまで切離する．後方は先の内側処理の際の後端位置までとする．前方では側副溝は嗅脳溝へ続くこととなるが，これを追うことなく，海馬の形状に沿って内側へカーブし海馬頭部の前縁を切離していき，先の内側処理の前端に連続させる．最後の海馬体部の後方で，内外側切離面の後端を連続させるように離断する．前方より海馬および海馬傍回を一塊として，軟膜より剥離して摘出する．

扁桃体，鉤の摘出（図6E）

摘出後には，外側では軟膜越しにテントが，内側では軟膜およびくも膜越しに迂回槽が観察でき

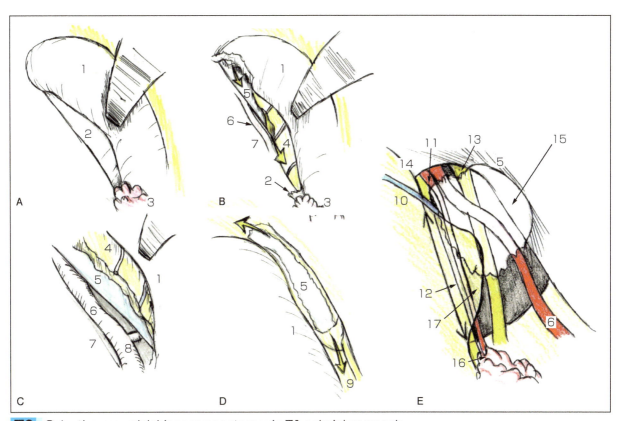

図6 Selective amygdalohippocampectomy via T1-subpial approach
A: medial aspect of the hippocampus, B: aspiration of the subiculum, C: posterior end of the medial detachment of the hippocampus, D: lateral detachment of the hippocampus along the collateral eminence, E: removal of the uncus.
1: hippocampus, 2: fimbria, 3: chroidal plexus, 4: subiculum (parahippocampal gyrus), 5: tentorium cerebelli, 6: posterior cerebral artery, 7: ambient cistern, 8: infero-lateral trunk of inferior temporal artery, 9: collateral eminence, 10: amygdala vein (a branch of basal vein), 11: anterior choroidal artery, 12: optic tract, 13: oculomotor nerve, 14: endorhinal sulcus, 15: uncus, 16: inferior choroidal point, 17: amygdala.

る．その前方内側に残っている構造が鉤，上内側からやや突出した構造が扁桃体である．扁桃体の突出部分は内側処理の際に既に削除されているかもしれない．脈絡裂に再び視野を戻し，脈絡叢を後方に牽引して全脈絡動脈の枝が脈絡叢に入り込む下脈絡点（inferior choroidal point）を確認する．これが扁桃体のほぼ後縁となる．またこれより前に，突出部分を削ぐように除去していく．この際に上方の下輪状溝と下脈絡点，さらに前方に位置する嗅内溝（endorhinal sulcus）を結ぶ平面をイメージして，これより上方に入り込まないようにする．前方のくも膜越しに静脈が見える場合，これが扁桃体静脈であり，扁桃体の前縁付近のランドマークとなる．次いで海馬頭部の外周をテントに沿って吸引し，鉤の内側端の嗅内溝に沿って切離する（Point 2参照）．最後に前内側から後方へくも膜より転がすように剥がして摘出する．以上，全体的な流れを**図8**に示す．

3．前部側頭葉切除術（ATL）

MTLEに対する手術の主目的は側頭葉内側構

> ### Point 2
>
> #### 扁桃体，鉤はどこまで摘出するの？
>
> 　扁桃体切除線の決定は容易ではない．下輪状溝と嗅内溝（endorhinal sulcus）を結ぶ面をイメージしながら上に入り込まないようにすると述べたが，正直なところ，想定しにくい．手助けとして図7に模式的に示すので参考になれば幸いである．また，後縁の下脈絡点を同定するのは難しくないが，三原先生の教科書[7]にある前縁の扁桃体静脈は分かりにくい．結局のところ，上手く摘出しても，皮質内側核群の一部は残ることとなるので，執拗に摘出にこだわる必要はない．
>
> 　鉤に向かって突出部を吸引除去していくと，自然と扁桃体の下3/4は摘出されるので，無理なく行うのがよいであろう．このラインを前方に伸ばし鉤の内側切離をすすめて，嗅内溝の成すV字のくも膜の折れ込みが同定できればよい．鉤については，迂回槽側のくも膜より転がすように剥がしていくのだが，この際，迂回槽側に，牽引や圧迫といった無理な力がかからないように注意する．また同部でのバイポーラによる凝固は避ける．これは迂回槽内には動眼神経，前脈絡動脈，後大脳動脈，視索といった重要構造が密集しているからである．
>
> 　筆者は以前，ガンマナイフ後の患者で本手術を行った際，放射線の影響であったと推測するが，迂回槽側のくも膜，軟膜が脳と強く癒着しており，容易に剥がれないことを経験した．これを鉤の摘出にこだわり，一部くも膜を破りながら達成したのであるが，術後，強い動眼神経麻痺を呈した．幸い3カ月で完全に治ったのであるが，その間は患者も筆者も，とてもつらかったことを覚えている．手術に関する成書にも，鉤の離断がされているのであれば，摘出にこだわる必要はないとある．鉤の内側を嗅内溝に沿って切離した後は，見た目は悪いが，残しておいても発作予後には関係ない．

造を切除することにあるが，ATLは外側側頭葉皮質を取り除いて内側に到達する方法であり，SAHなどさまざまなアプローチの，まさに原型である．術野が広いので，経験の浅い術者にとっても比較的安全に内側深部の操作が可能となる．SAHと比較した場合，発作抑制がやや優るとする意見もあるが，無作為試験のような高いエビデンスはない[9]．言語優位側では側頭葉先端より40～45 mm以内，非優位側では60 mmまでの皮質切開とすれば，言語障害を含む大きな神経脱落症状は出現しないとされる[3]．

体位，開頭，下角の確認，脳底槽の露出

　体位，皮膚切開，開頭はSAHの場合と同様である．硬膜切開し脳表を確認した時点で顕微鏡操作に移る．われわれは第一に，下角の位置を確認している．上側頭回に小さな皮質切開を加え，シルビウス裂のくも膜に沿って深部に到達し，島限を確認，そのやや外側後方の白質を吸引しながら下角に到達する方法は，SAHの場合と同じである．ただし，上側頭回の皮質切開は，シルビウス裂のくも膜を確認しながらさらに前方へ伸ばし，島限より前の側頭弁蓋の白質を吸引して鉤に至る．鉤は軟膜下にアプローチしていくと，比較的吸引しやすい白く粘調な組織として認識される．これをさらに吸引除去すると脳底槽に達するが，位置の確認程度でよい．この上側頭回の前方切開により，中大脳動脈の枝で上側頭回前方部分を走行していた側頭極動脈，前側頭動脈は凝固切断される．側

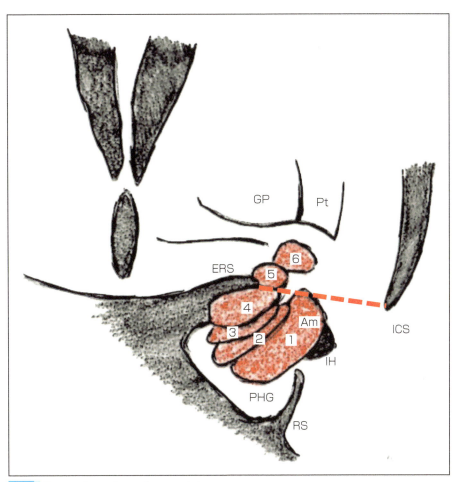

図7 Coronal section of amygdala
Am: amygdala, ERS: entorhinal sulcus, GP: globus pallidum, ICS: inferior circular sulcus, IH: inferior horn of ventricle, PHG: parahippocampal gyrus, Pt: putamen, RS: rhinal sulcus.
1: lateral nucleus, 2: basal nucleus, 3: accessory basal nucleus, 4: cortical nucleus, 5: medial nucleus, 6: central nucleus.

頭葉外側皮質切除の前方上縁が切離できたことになる．

側頭葉外側皮質の切除（図9）

　言語優位側では側頭葉先端より40〜45 mm以内，非優位側では60 mmまでを後縁とするが，これはあくまで目安であり，Labbe静脈がこの線より前に存在する場合は，これを後縁とする．後縁の切離は，冠状断のイメージで，頭蓋底へ向かっての垂線を下ろす形で行う．われわれは通常，中側頭回から開始して，下方に向かって下側頭回を切開し，さらに中頭蓋底に沿って内側に進め，紡錘状回も切開して側副溝に至る．しかし術野が深くなるため，いったんはその外側にある後頭側頭溝までに切開を留め，段階的に内側へ進んでもよい（図9②）．

　上縁の水平切離に関しては，われわれは中側頭回のレベルで行っている．下角の確認の際に行った上側頭回の開窓部を後下方に伸ばし，上側頭溝

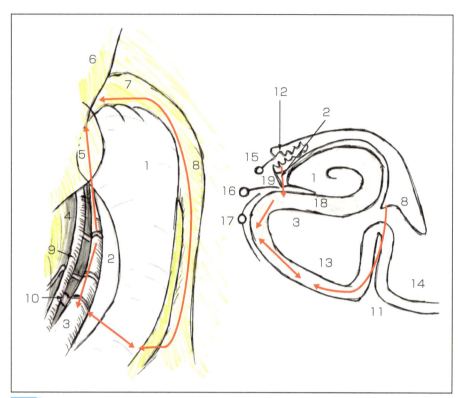

図8 Schematic diagram of selective amygdalohippocampectomy
➡ show resection lines.
1: hippocampus, 2: fimbria, 3: subiculum, 4: ambient cistern, 5: amygdala, 6: uncus, 7: uncal recess, 8: collateral eminence, 9: posterior cerebral artery, 10: infero-lateral trunk of inferior temporal artery, 11: collateral sulcus, 12: choroidal plexus, 13: parahippocampal gyrus, 14: fusiform gyrus, 15: anterior choroidal artery, 16: hippocampal vein, 17: hippocampal artery, 18: hippocampal sulcus, 19: choroidal fissure.
(文献7を参考に改変)

を越えて中側頭回に至る（図9①）．中側頭回に皮質切開を脳溝と平行に，先述の後縁の切開線に至るまで進める．また，中側頭回深部の白質を吸引除去し，内側深部に切開を進めていく．深さがわかりにくいが，下角の位置が既に確認されているため，これより内側に入らなければ問題ない．下角と中側頭回の白質吸引をつなげるように横断切開を進める．側頭葉下面での内側縁は側副溝であるが，これを前方へ追うようにして内側の切離を進める．下方でテント面を確認しながら行う．側頭極では浅シルビウス静脈が蝶形頭頂静脈洞に流入するが，これは温存して軟膜下で皮質切除し，側頭葉下面の切開線とシルビウス裂側の皮質除去部を連続させる（図9③）．こうして，側頭葉外側部分が一塊として切除される．

側頭葉内側構造の切除

この段階で残っているのは側副溝より内側の海馬傍回，海馬，鉤，扁桃体となる．これらの切除に関しては，先述のSAHの方法と同様である（図9④）．内側を切除すると側頭葉の大きな摘出腔が拡がり，中頭蓋底，テント，迂回層が観察される．迂回槽では，くも膜越しに視索，後大脳

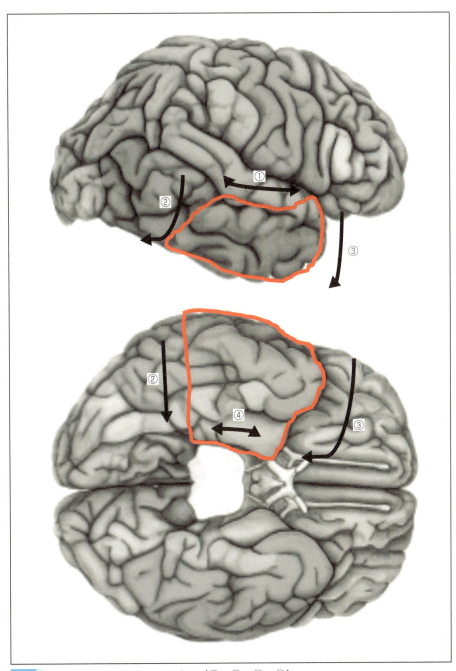

図9 Lateral temporal resection（①→②→③→④）
1: lateral resection, 2: posterior resection, 3: anterior resection, 4: medial resection

動脈，動眼神経，前脈絡動脈が確認できる．

おわりに

以上，側頭葉の解剖と手術手技について解説した．その三次元的理解が容易でないことは，筆者

自身も常日頃から感じている．顕微鏡を覗いていると，時にどこへ自分が向かっているのか不安になる．そのような場合には，倍率を低くしたり，顕微鏡を外してマクロの視野に立ち返ったりして，三次元イメージを再構成するのがよいのだが，その際に必要なのが，操作領域を越えた周辺解剖構造の知識である．手術の前には教科書を今一度紐解いて，頭に叩き込んでおくべきであろう．また最後ではあるが，本手術では，徹底して軟膜下手技を貫くことが重要である，という点を強調したい．

謝辞

本稿の作成にあたり，福島県立医科大学で開催された白質解剖セミナー（2017年2月開催）での写真を使用しています．福島県立医科大学脳神経外科講座および解剖学講座のスタッフの皆様に深謝します．

引用・参考文献

1) Gibbs EL, Gibbs FA, Fuster B：Psychomotor epilepsy. Arch Neurol Psychiatry 60：331-9, 1948
2) Yaşargil MG, Teddy PJ, Roth P：Selective amygdalohippocampectomy；operative anatomy and surgical technique, 93-123（Symon L, et al（eds）：Advances and Technical Standards in Neurosurgery. Spencer, Vienna, 1985）
3) Wiebe S, Blume WT, Girvin JP, et al：Effectiveness and Efficiency of Surgery for Temporal Lobe Epilepsy Study Group. A randomized, controlled trial of surgery for temporal-lobe epilepsy. N Engl J Med 345：311-8, 2001
4) 有田和徳，栗栖薫，飯田幸治，他：てんかんに対する脳神経手術手技．脳神経外科32, 1215-27, 2004
5) Maesawa S, Bagarinao E, Fujii M, et al：Use of Network Analysis to Establish Neurosurgical Parameters in Gliomas and Epilepsy. Neurol Med Chir（Tokyo）56：158-69, 2016
6) Niemeyer P：The transventricular amygdala-hippocampectomy in temporal lobe epilepsy, 461-82（Baldwin M, et al（eds）：Temporal lobe epilepsy, Charles C Thomas, Springfield, 1958）
7) 三原忠紘：側頭葉の焦点切除術，412-20（脳神経外科手術アトラス下巻．医学書院，東京，2005）
8) Ebeling U, Reulen HJ：Neurosurgical topography of the optic radiation in the temporal lobe. Acta Neurochir（Wien）92：29-36, 1988
9) Clusmann H, Schramm J, Kral T, et al：Prognostic factors and outcome after different types of resection for temporal lobe epilepsy. J Neurosurg 97：1131-41, 2002

索 引

A

AC ■ 33, 34
accessory lateral occipital sulcus ■ 68
AF ■ 22, 117, 119
amygdala ■ 97
angular bundle ■ 97
angular gyrus ■ 65
anisotropic diffusion ■ 40
anterior commissure ■ 33, 76, 79, 88
anterior periinsular sulcus ■ 68
anterior temporal lobectomy ■ 159
arcuate fasciculus ■ 22, 76, 78, 85, 117, 127
arcuate fiber ■ 76, 77 ,97, 99
Arnold ■ 12

B

Blum ■ 13
Broca ■ 3, 6
Brodmann ■ 3

C

callosal fiber ■ 97, 100
callosal sulcus ■ 70
Catani ■ 4
CC ■ 31, 32
central isular sulcus ■ 68
central sulcus ■ 63
cingulate gyrus ■ 69
cingulate sulcus ■ 69, 70
cingulum ■ 35, 70
―― bundle ■ 97, 99
Colin 27 Average Brain ■ 22
collateral sulcus ■ 75, 160
connectionism ■ 6, 7
connectome ■ 6, 7, 8
connectomics ■ 6
corona radiata ■ 76, 82, 96
corpus callosum ■ 31, 69
cortico-spinal tract ■ 96
CR ■ 56
crus of fornix ■ 75, 161
cuneal sulcus ■ 73
cuneus ■ 73

D

dcm2nii ■ 43, 44
Default Mode Network ■ 35, 70, 161
dentate gyrus ■ 74, 161
deterministic fiber tracking ■ 40
deterministic tractography ■ 40, 43
diagonal sulcus ■ 63
Dronkers ■ 6
dTVを用いたdeterministic tractography ■ 43

E

ECoG ■ 2
Edelman ■ 8
Edwin Smith Papyrus ■ 4
EEG ■ 2
electrocorticography ■ 2
electroencephalography ■ 2
entorhinal cortex ■ 75

F

fasciola gyrus ■ 75
FAT ■ 29, 30 ,117, 122, 123
fiber dissection ■ 2, 22, 52, 76
fimbria ■ 74, 161, 162
first transverse temporal sulcus ■ 68
Flechsig ■ 12
fMRI ■ 2
fornix ■ 97, 100
frontal aslant tract ■ 29, 117
frontomarginal sulci ■ 65
FSL ■ 42, 47

―― を用いたprobabilistic tractography ■45
functional MRI ■2
　　―― of the Brain Software Library ■42
fusiform gyrus ■75, 159

G

generalized q-sampling imaging法 ■22
genetic tracing ■17
GQI ■22
gyrus rectus ■70

H

The HCP 1021 template ■22
Heschl's gyrus ■66, 68
hippocampal digitations ■162
hippocampal formation ■97
hippocampal sulcus ■75, 161
hippocampus ■75, 97, 161
hodological（アプローチ）■5
hodotopic framework ■4, 5, 7
hodotopy ■4, 5, 7

I

IFOF ■27, 55
ILF ■26, 117, 119, 120
indusium gliseum ■75
inferior circular sulcus ■160
inferior frontal gyrus ■63
　　――, pars orbitalis ■63
　　――, pars triangularis ■63
　　――, pars opercularis ■63
inferior frontal sulcus ■63
inferior fronto-occipital fasciculus ■27, 76, 79, 86
inferior longitudinal fasciculus ■26, 76, 77, 85, 117
inferior parietal lobule ■65
inferior periinsular sulcus ■68
inferior temporal gyrus ■66, 159
inferior temporal sulcus ■66, 159
internal capsule ■76, 82, 88, 96
isotropic diffusion ■40
isthmus ■74

K

Klingler ■2, 52
　　――法 ■12, 52, 76
　　――法による大脳半球の前処理方法 ■52

L

lateral approach ■76
lateral fissure ■63
lateral occipital sulcus ■68
lateral occipitotemporal sulci ■75
lateral olfactory stria ■75
lateral ventricular sulcus ■163
limen insula ■68, 160
lingual gyrus ■73
Ludwig ■2
lunate sulcus ■68

M

magnetoencephalography ■2
major forceps ■97, 100
Malpighi ■12
mammillothalamic tract ■97, 102
Marchi法 ■15
marginal ramus of cingulate sulcus ■69, 73
MdLF ■25, 117, 120, 121
medial approach ■97
MEG ■2
middle frontal gyrus ■63
middle longitudinal fasciculus ■25, 76, 117
middle temporal gyrus ■66, 159
minor forceps ■97, 100
MRIcron ■43, 44

N

Nauta法 ■15

O

occipital paramedial sulcus ■73
occipito-temporal sulcus ■159
olfactory tract ■75

optic radiation ■ 76, 80, 95
orbitofrontal area ■ 72

P

paracentral lobule ■ 73
paracingulate gyrus ■ 70
parahippocampal gyrus ■ 69, 97, 160
paramesial sulcus of Elliot Smith ■ 73
paraterminal gyrus ■ 71
parieto-occipital arcus ■ 73
parieto-occipital fissure ■ 70
Penfield ■ 3
pes hippocampi ■ 162
postcentral gyrus ■ 65
posterior calcarine sulcus ■ 73
precentral gyrus ■ 63
precentral sulci ■ 63
precuneus ■ 72
pretriangular sulcus ■ 63
probabilistic fiber tracking tractography ■ 40
probabilistic tractography ■ 40, 45, 48
pulvinar of thalamus ■ 75, 161
pyramidal tract ■ 76, 82

R

reconnection ■ 7, 8
regeneration ■ 7, 8
Reil ■ 12
reweighting ■ 7, 8
rewiring ■ 7, 8
rhinal sulcus ■ 75, 97
rostral gyrus ■ 70

S

sagittal stratum ■ 35, 36, 96
second Heschl's gyrus ■ 68
seed ■ 40
selective amygdalohippocampectomy ■ 159
semianular sulcus ■ 75
semilunar gyrus ■ 75
SFOF ■ 28, 29

SLF ■ 22, 55
── II ■ 116, 117, 118
── III ■ 116, 117, 118
── TP ■ 116, 117, 119
subcallosal gyrus ■ 71
subcentral gyrus ■ 63
subiculum ■ 75, 163
Sulci of Schwalbe ■ 68
sulcus acousticus ■ 68
superior frontal gyrus ■ 63
superior frontal paramidline sulci ■ 65
superior frontal sulcus ■ 63
superior fronto-occipital fasciculus ■ 28
superior lingual gyrus ■ 73
superior longitudinal fasciculus ■ 6, 22, 76, 78, 85, 116
── II ■ 116
── III ■ 116
── temporo-parietal ■ 116
superior occipitofrontal fasciculus ■ 76
superior parietal lobule ■ 65
superior periinsular sulcus ■ 63, 68
superior sagittal sulcus of the cuneus of Retzius ■ 73
superior temporal gyrus ■ 66, 159
superior temporal sulcus ■ 65, 159
supramarginal gyrus ■ 65
Sylvian fissure ■ 63, 77

T

TBSS ■ 42
temporal planum ■ 68
── polare ■ 68
temporal pole ■ 159
thalamic peduncle ■ 97
thalamic radiation ■ 97, 102
topological（アプローチ）■ 5
Tract-Based Spatial Statistics ■ 42
tractography ■ 40
──の原理 ■ 40
──の問題点 ■ 41
tract-specific analysis ■ 42
triangular sulcus ■ 63

TSA ■ 42

U
UF ■ 31
U-fiber ■ 54, 76, 77, 97
uncal notch ■ 75
uncal sulcus ■ 97, 162
uncinate fasciculus ■ 31, 76, 79, 86
uncinate gyrus ■ 75
uncus ■ 75, 97, 160

W
Willis ■ 12

あ
安静時fMRI ■ 2

い
痛み ■ 137
異方性拡散 ■ 40
意味記憶課題 ■ 141
意味処理 ■ 129

う
ウイルス注入 ■ 17

え
エドウィン・スミス パピルス ■ 4

お
嘔吐 ■ 137
音韻 ■ 128
　――性情報処理 ■ 131
音声 ■ 128
　――言語 ■ 126, 127

か
外側嗅条 ■ 75
外側溝 ■ 63
外側脳室溝 ■ 163
海馬 ■ 74, 75, 97, 161, 166
　――溝 ■ 75, 97, 161
　――采 ■ 74, 161, 162
　――指 ■ 162
　――支脚 ■ 163
　――足 ■ 162
　――台 ■ 75, 163
　――とその周辺構造 ■ 162
　――の剖出 ■ 107
　――傍回 ■ 69, 74, 97, 160, 166
海馬体 ■ 97
　――の摘出 ■ 92
灰白質 ■ 14
角回 ■ 65
拡散テンソル ■ 55
　――（画）像 ■ 2, 40
覚醒下手術 ■ 126, 147, 152
　――の実際の手順 ■ 137
　――の適応 ■ 135
角束 ■ 97
確率論的神経線維追跡法 ■ 40
確率論的トラクトグラフィ ■ 40
下後頭前頭束 ■ 55, 76, 79
　――の剖出 ■ 86
下縦束 ■ 26, 76, 77, 117
　――の剖出 ■ 85
下前頭回 ■ 63
下前頭溝 ■ 63
下前頭後頭束 ■ 27, 152
下側頭回 ■ 159
下側頭溝 ■ 159
可塑性 ■ 126
下頭頂小葉 ■ 65
下輪状溝 ■ 160
眼窩部 ■ 63

き
器具 ■ 53
機能的MRI ■ 2
逆行変性法 ■ 15
嗅索 ■ 75
弓状線維 ■ 54, 76, 77, 97, 99

——の剖出 ■ 54, 82
弓状束 ■ 22, 23, 76, 78, 117, 127, 152
　　　——の剖出 ■ 85
嗅内野 ■ 75
嗅脳溝 ■ 75, 97
局在論的脳機能観 ■ 3

く

空間性注意 ■ 147, 148
空間認知 ■ 146
　　　——機能 ■ 146
　　　——機能モニタリングタスク ■ 152
　　　——ネットワーク ■ 146
空気塞栓 ■ 136
グリオーマ ■ 153, 156
　　　——手術 ■ 126

け

決定論的神経線維追跡法 ■ 40
決定論的トラクトグラフィ ■ 40
血流の増加 ■ 136
言語 ■ 126
　　　——モデル ■ 127

こ

語彙 ■ 129
鉤 ■ 75, 97, 160, 166, 168
鉤回 ■ 75
高次脳機能 ■ 149
鉤状束 ■ 31, 76, 79
　　　——の剖出 ■ 86
後頭側頭溝 ■ 159
後頭葉 ■ 68, 72
　　　——内側面 ■ 73
後部帯状回 ■ 74
交連線維 ■ 33, 36, 52
語想起課題 ■ 142

さ

再加重 ■ 7
最新のtractography ■ 42

再生 ■ 7
再接続 ■ 7
再配線 ■ 7
再発退形成乏突起膠腫 ■ 152
再発乏突起膠腫 ■ 155
三角部 ■ 63
山頂 ■ 68

し

軸索輸送 ■ 16, 18
歯状回 ■ 74, 161
視床脚 ■ 97, 102
視床枕 ■ 75, 161
視床放線 ■ 97
　　　——の剖出 ■ 109
シナプス ■ 7
　　　——数 ■ 8, 9
視放線 ■ 33, 34, 76, 80
　　　——の剖出 ■ 95
視野障害 ■ 147
終板傍回 ■ 71
手術時間の延長 ■ 137
出血の増大 ■ 136
術中課題 ■ 140
障害学 ■ 127
小鉗子 ■ 97, 100
上後頭前頭束 ■ 76
上縦束 ■ 6., 22, 23, 55, 76, 78, 150
　　　——II ■ 116
　　　——III ■ 116
　　　——TP ■ 116
　　　——の剖出 ■ 85
上舌状回 ■ 73
上前頭回 ■ 63
上前頭溝 ■ 63
上前頭後頭束 ■ 28, 29
上側頭回 ■ 159
上側頭溝 ■ 65, 159
小帯回 ■ 75
上頭頂小葉 ■ 65
シルビウス裂 ■ 63

神経科学■2, 10, 126
神経基盤■127, 128
神経心理学的モデル■127

す

髄鞘形成■15
髄鞘染色■15
錐体路■76, 82, 96
数唱課題■141
スパーテル■53

せ

星細胞腫■143, 145
舌状回■73
前交連■33, 34, 76, 79
　　――の剖出■88
全体論的脳機能観■3
選択的海馬扁桃体切除術■159, 163
前頭斜走路■29, 30, 117
前頭葉■63, 68, 70, 148
　　――外側面■62
　　――眼窩面■60, 72
前部側頭葉切除術■159, 167
せん妄■136

そ

側頭極■159
側頭葉■66, 149, 159
　　――内側下面の構造■161
　　――内側構造■74, 159
　　――内側面■97
側脳室下角の開放■92
側副溝■75, 97, 160
組織学的伝導路追跡法■15

た

体位の制限■137
大鉗子■97, 100
帯状回■69, 70, 161
帯状溝■69
　　――辺縁枝■69

帯状束■35, 70, 97, 99
　　――の剖出■102
大脳外側面■57, 60, 63
大脳内側面■57, 61, 68
大脳白質■22
　　――解剖■2
　　――解剖の歴史■12
　　――連合線維束■52
短回■68
断面で推測できる線維の方向■14

ち

中縦束■25, 76, 117
中心下回■63
中心溝■63
中心後回■65
中心前回■63
中心傍小葉■72
中前頭回■63, 159
長回■68
聴性理解課題■141

て

てんかん■159
　　――発作■136
伝導路追跡法■12
　　――の概念■16

と

島回■68
島限■68, 160
投射線維束■52
頭頂後頭溝■70
頭頂葉■65, 68, 72, 148
　　――内側面■72
等方性拡散■40
トラクトグラフィ■2, 22, 40

な

内包■76, 82, 96
　　――の剖出■88, 96